$P\hat{c}O_2$	end capillary O_2 tention	終末毛細管血 O_2 分圧
P_IO_2	inspired O_2 tension	吸入気 O_2 分圧
pK		電解質解離指数
PO_2	O_2 tension	O_2 分圧
$P\bar{v}O_2$	mixed venous O_2 pressure	混合静脈血 O_2 分圧
Q	blood flow	血液量
$\dot{Q}$	timed blood flow	単位時間の血液量
$\dot{Q}c$	timed capillary blood flow	肺毛細管血流量
$\dot{Q}_S$	timed shunted blood flow	右－左シャント量
$\dot{Q}_S/\dot{Q}_T$	right to left shunt	シャント率
$\dot{Q}_T$	total blood flow	心拍出量
R	gas exchange ratio	呼吸商
S	saturation	飽和度
s	shunted	シャントしている
SaO_2	arterial O_2 saturation	動脈血 O_2 飽和度
V	volume	ガス量
v	venous	静脈血の
$\dot{V}$	volume timed	単位時間のガス量の変化
$\bar{v}$	mixed venous	混合静脈血
V_A	alveolar ventilation	1回肺胞換気量
$\dot{V}_A$	alveolar ventilation/minute	分時（1分間）肺胞換気量
$\dot{V}_A/\dot{Q}_C$	ventilation perfusion ratio	換気血流比
$\dot{V}_{CO_2}$	CO_2 production	分時（1分間）CO_2 産生量
V_D	dead space volume	死腔量
$\dot{V}_D$	minute dead space ventilation	分時（1分間）死腔換気量
V_D/V_T	ratio of dead space to tidal volume	死腔（換気）率
$\dot{V}_E$	minute volume (or ventilation)	分時（1分間）換気量
$\dot{V}_{O_2}$	oxygen consumption	分時（1分間）O_2 消費量
V_T	tidal volume	1回換気量

血液ガステキスト

血液ガステキスト

第2版

著＝工藤 翔二・村田 朗

東京 文光堂 本郷

■**執筆者一覧**
工藤　翔二　日本医科大学教授
村田　朗　日本医科大学講師

■**第1版執筆者**
工藤　翔二

第 2 版序文

　新緑がまぶしいさわやかな季節になった．が，世界はイラク戦争の一段落にもかかわらず，アジア地域の重症肺炎 SARS の蔓延で大揺れしている．分子標的薬ゲフィチニブによる急性肺障害，火山ガスの消えない三宅島への帰島問題と，この 1 年は呼吸器領域がいかに社会の動きとダイナミックな関わりを持っているかを考えさせられた年であった．

　本書の初版が出版された 1990 年当時，すでに血液ガスの測定は，臨床で最も頻繁に用いられる検査になっていた．私が初版を書こうと思い立ったのは，当時の数少ない血液ガスの教科書は，難解な呼吸生理学そのもので，楽しく読めるような書物でなかったからである．看護学校の講義を担当していた私は，臨床に役立ち，しかも測定値の意味を分かりやすく解説してくれる教科書を，自分で作るしかなかった．本質をいかに分かり易く楽しく理解して貰うか，それが随所のメルフェンティックな挿絵とともに，初版で最も工夫したところだった．

　原理はそう簡単に時代によって変わるものでない，そう考えているうちに 10 年以上の月日が経ってしまった．この 10 年の間に，血液ガス測定はあらゆる診療科で，病棟や外来の医療で，さらに一般的なものになった．呼吸ケアの分野をみると，初版当時の在宅酸素療法はますます普及し，睡眠時無呼吸症候群の治療や非侵襲性陽圧換気量法の導入など，新しい広がりをみせた．血液ガス測定はさらに一般的な検査に育っている．今回の改訂では，村田　朗講師による初版の一字一句にわたる丹念な推敲によって，誤った数値や不十分な記述が洗い出され，加筆修正がなされた．また，挿入されている図版の古いものは，新しく差し替えられた．

　血液ガスの原理を分かりやすく，そして楽しく学ぶという初版のフィロソフィーは，第 2 版にもそのまま引き継がれている．どうか本書をそばに置いて，血液ガスをクリエイティブに学んでほしい．

2003 年 5 月　　　　　　　　　　　　　　　　　　　　　　　　　　工藤　翔二

序にかえて

　私が呼吸器病学を本格的に志した1972年当時，血液ガスの測定は，ヴァン・スライク Van Slyke の装置を使っていた実験・研究からようやく日常臨床へ踏み出そうとしていた．しかし，当時のアストラップ Astrup の機械は，$PaCO_2$を測るには，2つの基準ガスで平衡させた検体を，pH メーターで測るという厄介な方法をとっていた．現在のように，誰でも検体を機械に流せば自動的に数字が出てくるようになったのは，ほんの10数年前のことである．

　「いま病棟で専門分野を越えて，最も使われている検査項目は何か」と尋ねられたら，私は迷わず「血液ガスだ」と答えるだろう．10年近く前，私が今の病院に勤務し，若い医師や看護婦さんと一緒に臨床にたずさわるようになって，最初に感じたことが二つあった．一つは，血液ガスの値をみて，それが正常か異常かはわかっても，どの様な異常であるのかが，あまり理解されていないことであった．もう一つは，当時の血液ガスの教科書のはなはだ難解なことであった．これは，研修医へのレクチャーや，看護学校の授業でも痛感させられた．

　本書では，必要最小限の骨格を分かりやすく示すことを最大の眼目として，例外的なことや派生的なことはほとんど除外した．それは，私自身が血液ガスの研究者ではなく，もっぱら臨床でその数値を使って患者をみる立場にいるためなのか，あるいは，あまり細かなことを知らないためかもしれない．従って，臨床でも「必ずしもそうでない場合もある」ようなことに，いくつも出会うだろう．そのときには，また「何故だろう」と考え，さらに詳しい教科書や文献を調べてほしい．

　本書の特色の一つは，絵である．イラストレータである藤井悠子氏は，著者の描いた稚拙な絵にいのちを吹き込んでくれただけでなく，よい構想の浮かばないときには編集者とともにアイデアを出してくれた．また，畏兄毛利昌史博士（三井記念病院部長）は，本書の姉妹書ともいうべき共著「肺機能テキスト」の一部の転用を，快く許して下さった．同僚植竹健司医員は，有益なアドバイスとともに，酸・塩基平衡についての骨子をつくってくれた．

本書が企画されて，すでに4年近くになる．この間，編集を担当され，しんぼう強く著者を励ましてくれた文光堂 嵩恭子氏，および浅井照夫専務のご協力がなければ，本書は生まれなかっただろう．木村仁部長はじめお世話になった方々に，厚く感謝の意を表したい．

　　1990年3月　　　　　　　　　　　　　　　　　　　　　　　工藤　翔二

目　　次

第1章　あらかじめ知っておきたいこと　　1

1. 生きるために必要な酸素とつくられる炭酸ガス・・・・・・・・・2
2. 肺の役割——ガス交換　酸素を取り込み，炭酸ガスを排泄・・5
3. お菓子の分配——ガス交換の過程・・・・・・・・・8
4. ガス交換に影響する3つの要因・・・・・・・・・10
5. 動脈の血液ガスをなぜ測るのか・・・・・・・・・11
6. 血液ガス測定器ではなにが，どのように測られるのか・・・12
7. ガス分圧とはなにか・・・・・・・・・13
8. 液体中のガス分圧とは・・・・・・・・・15
9. 動脈血のとり方と保存の仕方・・・・・・・・・16
10. 血液ガスの正常値・・・・・・・・・19

第2章　$PaCO_2$と肺胞換気量　　21

11. 換気とはなにか・・・・・・・・・22
12. ガス交換に有効な換気（肺胞換気）
　　　——忍者の竹筒とシュノーケルはなぜ短い・・・・・・・・・23
13. 浅くて速い呼吸と，深くてゆっくりした呼吸のちがい・・・・・・・・・26
14. $PaCO_2$は肺胞換気量の指標・・・・・・・・・29
15. $PaCO_2$と肺胞換気量の関係・・・・・・・・・30
16. 肺胞換気量はどのように調節されているか・・・・・・・・・32
17. $PaCO_2$の低下をみたら——肺胞過換気はどんなときに起こるのか・34
18. $PaCO_2$の上昇をみたら——肺胞低換気はどんなときに起こるのか・35
19. 呼吸仕事量の増大と呼吸筋の疲労・・・・・・・・・37
20. 換気を維持するレスピレータ・・・・・・・・・38

21. レスピレータのダイアル設定 ・・・・・・・・・・・・・・40
22. $PaCO_2$とレスピレータの調節 ・・・・・・・・・・・・・41
23. 呼吸促進薬はどんなときに使うのか ・・・・・・・・・・・43

第3章　PaO_2と酸素療法　　45

24. 動脈血酸素分圧（PaO_2）を規定する3つの要因と6つの因子 ・・46
25. 大気から細胞までの酸素の旅——酸素分圧（PO_2）の変化 ・・・47
26. 吸入気の酸素分圧（P_IO_2）・・・・・・・・・・・・・・・・48
27. 高い山では酸素が"薄い"のか ・・・・・・・・・・・・・・49
28. 肺胞気の酸素分圧（P_AO_2）——炭酸ガスが加わってさらに低い ・・52
29. 動脈血酸素分圧（PaO_2）は肺胞気酸素分圧（P_AO_2）よりさらに
    低い ・・・・・・・・・・・・・・・・・・・・・・・・・54
30. 換気血流比の正常と異常 ・・・・・・・・・・・・・・・・56
31. 拡散——肺胞から赤血球までの旅 ・・・・・・・・・・・・58
32. 静脈性短絡（シャント）とはなにか ・・・・・・・・・・・59
33. PaO_2はどのようにして決まるのか，もう一度まとめてみよう ・・63
34. この式からわかること（その1）
    ——PaO_2を低下させるものと上昇させるもの ・・・・・・・64
35. この式からわかること（その2）——覚えておきたい3つのこと ・65
36. 低酸素血症の見分け方 ・・・・・・・・・・・・・・・・・66
37. まとめ：PaO_2と$PaCO_2$の読み方——大切な$AaDO_2$の計算 ・・・67
38. 血流に乗って組織へ運ばれる酸素
    ——舟に乗っていくか，泳いでいくか ・・・・・・・・・71
39. 舟の定員は酸素分圧で決まる——酸素飽和度と酸素分圧との関係
    （ヘモグロビン酸素解離曲線）・・・・・・・・・・・・・72
40. 酸素解離曲線のシフト（偏位）・・・・・・・・・・・・・75
41. 酸素含量＝血液100 ml に含まれる酸素の量 ・・・・・・・77
42. 低酸素血症はどこまで許されるか——呼吸不全と酸素投与 ・・79
43. 酸素マスクの話（その1）

　　　　　——換気量が減ると高濃度になる鼻腔カニューラ・・・・・・80
44．酸素マスクの話（その2）——ベンチマスクの穴はなぜ大きい・・82
45．酸素マスクの話（その3）——呼気に無駄になる酸素・・・・・83
46．慢性呼吸不全と在宅酸素療法・・・・・・・・・・・・・・・84
47．酸素投与の副作用——CO_2ナルコーシスと酸素障害・・・・・・86
48．酸素吸入下の歩行練習・・・・・・・・・・・・・・・・・・87

| 第4章 | pHと酸・塩基平衡 | 91 |

49．生命は海から生まれた——細胞をとりまく環境・・・・・・・92
50．体液のpHはいつも一定でなければならない・・・・・・・・93
51．ヒトの生存可能なpHは6.8〜7.8・・・・・・・・・・・・・94
52．そもそもpHとはなにか
　　　　　——水素イオン濃度（[H^+]）の便利な表現法・・・・・95
53．水素イオン（H^+）を与える「酸」と，受け取る「塩基」・・・・97
54．体液に仕組まれたスプリング——緩衝系・・・・・・・・・・98
55．「水素イオン」は，さまざまな緩衝系の共通のかなめ・・・・・100
56．なぜ重炭酸緩衝系が重要なのか・・・・・・・・・・・・・・102
57．pHは，[HCO_3^-]と$PaCO_2$の比率で決まる・・・・・・・・・103
58．本丸（緩衝機構）を守る二重のお堀・・・・・・・・・・・・105
59．酸・塩基平衡調節に対する肺と腎の役割・・・・・・・・・・106
60．アシドーシス，アルカローシスとはなにか・・・・・・・・・107
61．呼吸性アシドーシスと呼吸性アルカローシス・・・・・・・・108
62．呼吸性アシドーシス，呼吸性アルカローシスの腎による代償・・109
63．呼吸性アシドーシス，呼吸性アルカローシスをもたらす疾患
　　と病態・・・・・・・・・・・・・・・・・・・・・・・・110
64．代謝性アシドーシスと代謝性アルカローシス・・・・・・・・111
65．代謝性アシドーシス，代謝性アルカローシスの肺による代償・・112
66．代謝性アシドーシス，代謝性アルカローシスをもたらす疾患
　　と病態・・・・・・・・・・・・・・・・・・・・・・・・113

67．代謝性アシドーシスの原因とアニオン・ギャップ・・・・・115
68．混合性の酸・塩基平衡障害
　　　——pH が正常なら酸・塩基平衡に異常はないのか ・・・・116
69．血液ガスからどのように酸・塩基平衡の状態を読み取るか
　　　——ダイアグラムを使った読み取り ・・・・・・・・・・117
70．ダイアグラムがないときの大まかな目安 ・・・・・・・・・120
71．酸・塩基平衡異常の治療——注意点 ・・・・・・・・・・・124

索　　引 ・・・・・・・・・・・・・・・・・・・・・・・・127

第1章

あらかじめ知っておきたいこと

1. 生きるために必要な酸素とつくられる炭酸ガス

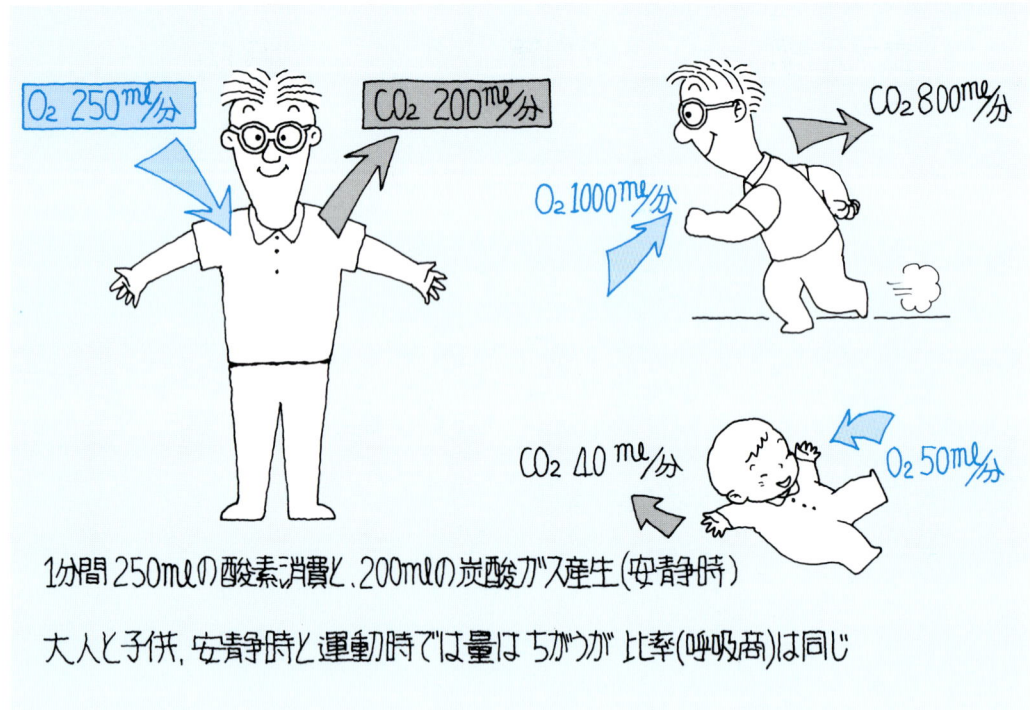

1分間250mlの酸素消費と、200mlの炭酸ガス産生（安静時）

大人と子供、安静時と運動時では量はちがうが比率（呼吸商）は同じ

　ヒトは酸素なしで生きることはできない．心臓というポンプを動かし，筋肉を使って動き回り，脳でものを考えるとき，ヒトはエネルギーを必要とする．ベッドのなかで安らかな寝息を立てているときでさえ，身体をつくるひとつひとつの細胞が生命をもっていること自身が，エネルギーを必要とする．そのエネルギーは，細胞のなかで酸素（O_2）を使った物質代謝によって生み出される．まるで，紙や木が光や熱というエネルギーをだしながら，燃えあがるときと同じように，酸素が消費され，炭酸ガス（CO_2）がつくりだされる．

　ヒトは，生きるためにどのくらいの酸素を必要とし，どのくらいの炭酸ガスをつくりだしているのだろうか．当然ながら大人は子供より，そして男性は女性より，たくさんの酸素をつかい，たくさんの炭酸ガスをつくる．同様に，活発に運動しているときには，静かに寝ているとき（安静時）より多くなる．

　簡単な数字を覚えておこう．安静時の大人は，1分間におよそ 250 ml の酸素を必要とする（酸素消費量）．そして，およそ 200 ml の炭酸ガスを産生する（炭酸ガス産生量）．運動中にはどちらも，何倍にも，ときには 10 倍にも増加する．

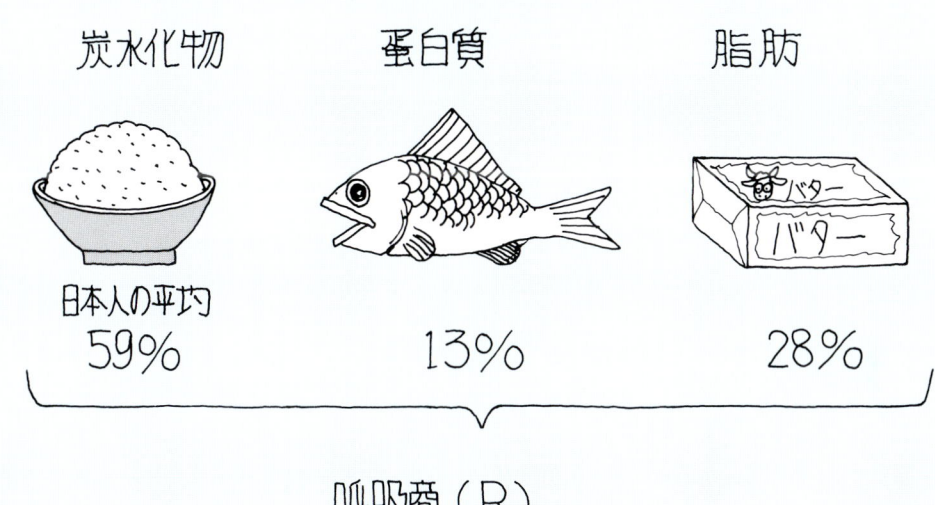

　おもしろいことに，炭酸ガス産生量と酸素消費量には一定した比率がある．これを，呼吸商（大文字のRで表わす）と呼んでいる．炭酸ガス産生量が1分間に200 m*l*で酸素消費量が250 m*l*なら，呼吸商（R）は0.8である．人によって0.75から0.9くらいの開きはあるが，本書では呼吸商を0.8として用いることにする．

　実は，この呼吸商はヒトがエネルギー源として食べている三大栄養素といわれる炭水化物，蛋白質，脂肪の割合によって決まってくる．一人一人の正確な呼吸商を知るためには，吐く息と吸う息の両方を別々に集め，そこから実際の炭酸ガス産生量（ここでは排泄量）と酸素消費量（ここでは摂取量）を測らなければならない．

略語説明　R
　呼吸商のこと．正確には，ガス交換比率 gas exchange ratio といい，炭酸ガス産生量と酸素消費量の比．比率 ratio の頭文字をとって大文字のRで表わす．

はく息は吸う息より少ない？

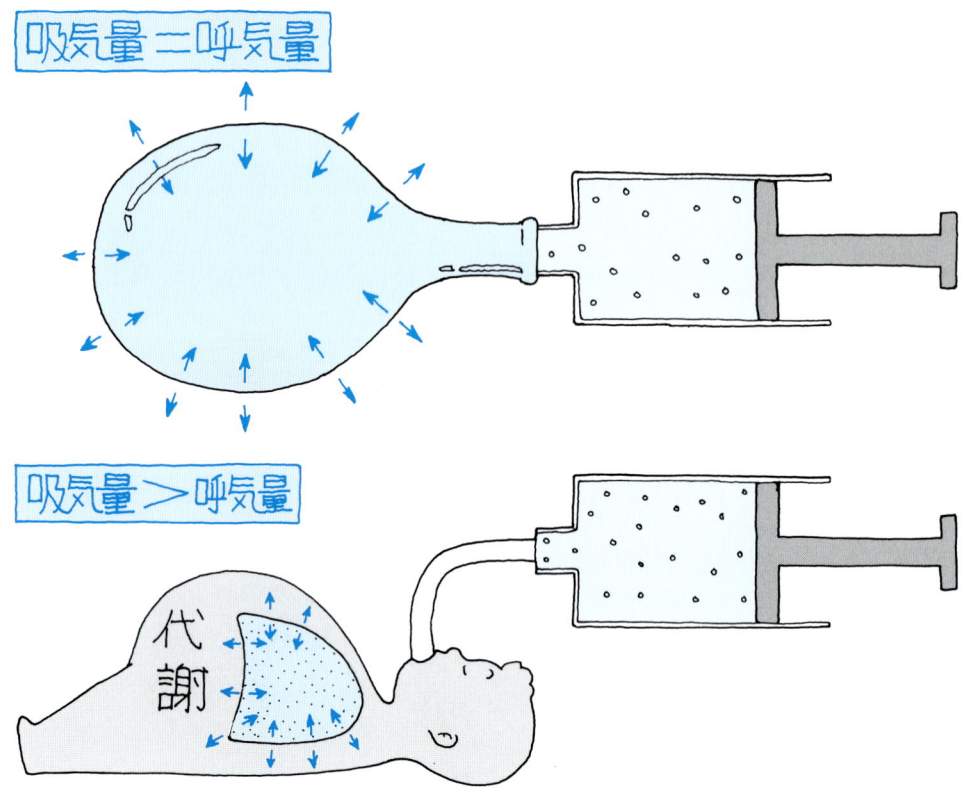

　"吸って，はいて"，"吸って，はいて"……呼吸運動（換気と呼ぶ）は，よく「ふいご」に例えられる．呼吸機能検査の機械が正常であるかどうかを試すときにも，ヒトが実際に呼吸するかわりに，大きな注射器のようなシリンダーとピストンでできた「ふいご」が使われる．ヒトの換気が，「ふいご」と少し違っているところは，はく息が吸う息よりもほんのわずか少ないことだ．1分間でいうなら，酸素摂取量250 mlと炭酸ガス産生量200 mlの差，50 ml分だけ少なくなっている．1分間に20回の呼吸回数なら，1回につき2.5 mlということになる．1回の呼吸の量は500 mlぐらいだから，ほんのわずかのものだ．でも，差があるには違いない．これは，ヒトが無機物の「ふいご」と違って，物質代謝を営んでいる生き物であるためだ．

2．肺の役割――ガス交換
酸素を取り込み，炭酸ガスを排泄

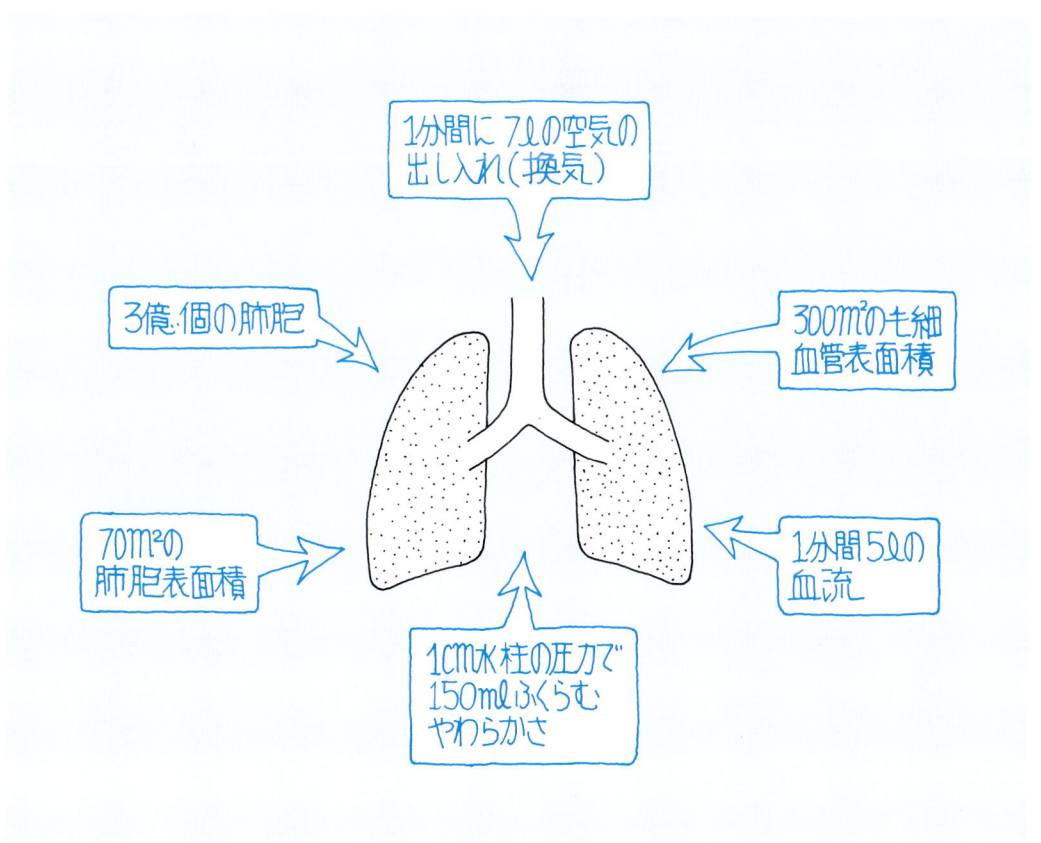

　肺は，生きるための酸素を空気中から体内に取り入れ，体内から不要な炭酸ガスを空気中に排泄する臓器である．これを，ガス交換といっている．そのために実に具合のよい構造をもっている．肺は，一層の上皮細胞（肺胞上皮）によってつくられた，直径 0.3 mm ほどの，肺胞と呼ぶ小さな袋が集まってできたものである．生まれたときは 6000 万個ほどの肺胞は，15 歳を過ぎる頃には 3 億個にもなる．そのため，肺胞は 70〜100 m² というちょっとしたマンションほどの表面積をもつことになる．皮膚の表面積が 1.5 m² だから，どれほど大きいかわかるだろう．その広い表面で空気と接している．

　肺胞は，毛細血管に囲まれており，空気と流れる血液との間で酸素と炭酸ガスのやり取り（ガス交換）を行なうことになる．毛細血管の表面積は肺胞表面積よりも広く，約 300 m² の表面積をもっている．こうして，ガス交換は無駄なく，有効に行なわれる．

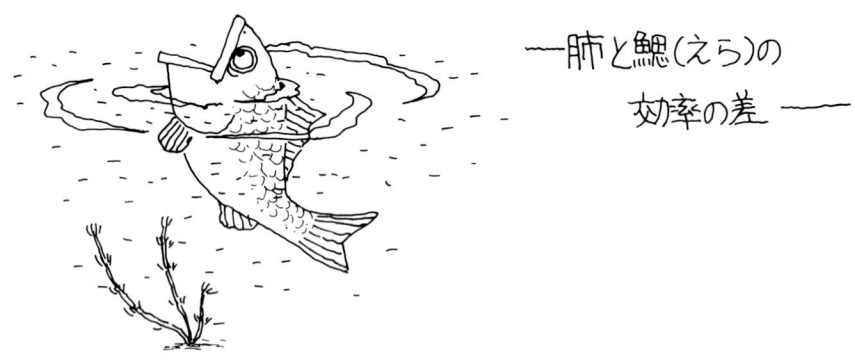

魚の苦労

——肺と鰓(えら)の効率の差——

　肺で呼吸するヒトに比べ，魚はとても苦労している．何といっても，空気はその21％が酸素であるのに，水のなかに溶けている酸素ははるかに少ないのだ．しかも，空気は軽く，水ははるかに重い．その重たい水のなかから，わずかの酸素を取り出すために，魚は必死になって鰓(えら)を動かし，水を取り込んでいる．ヒトの呼吸仕事量が，全エネルギーの1～2％にすぎないのに，魚は呼吸するためだけに1割以上のエネルギーを使ってしまうという．水槽の水はきれいですか？　お宅の水槽の空気ポンプはしっかり動いていますか？

　　　　　金魚を飼っている方へ

　ガス交換が持続的に行なわれるためには，肺胞はたえず古い空気を追い出し，新しい空気を取り込まねばならない．窓を開け，よどんだ空気と新鮮な外気とを入れ換えるように．医学の言葉でも，「換気」といっている．換気をするため，肺胞は胸郭の動きにつれて大きくなったり，小さくなったりしながら空気を出し入れする．1回の量（1回換気量）は，大人でおよそ500 ml ほどである．1分間では（1分間換気量または分時換気量），約 7 l．1日では1万 l にもなる．一生では……？

　肺はヒトが生きている限り，胸郭の動きによって，休みなく膨らんだり縮んだりし続ける．そのためには肺は硬い風船であっては困る．柔らかで，胸郭のほんの少しの力で（正確には圧力で）膨らんでくれる必要がある．正常な肺は，1 cmH$_2$O（水中圧で1 cm）というわずかな圧力で，150 ml も膨らむことができる．こうして，肺を膨らませるために胸郭を動かすための労力（呼吸仕事量という）は，小さくて済んでいる．

肺を守る気管支

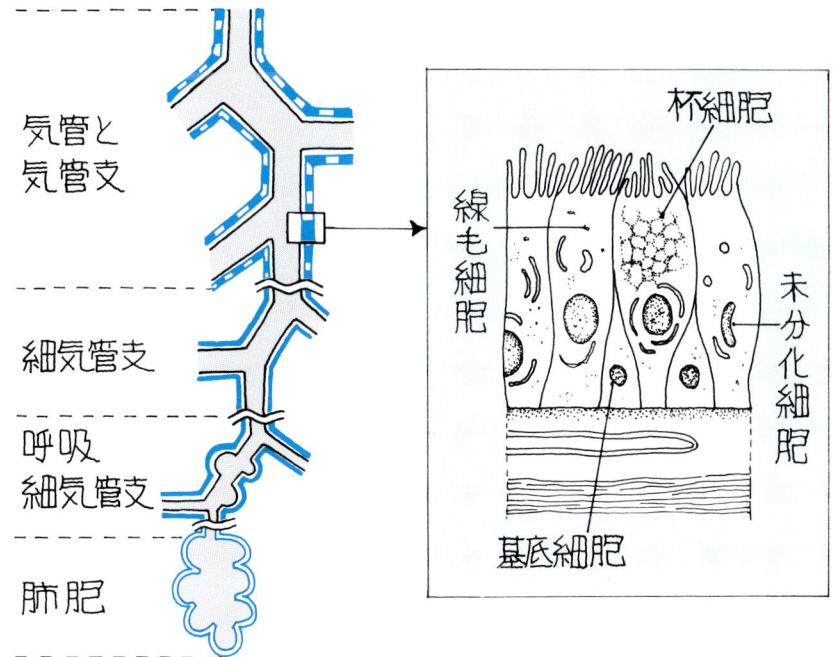

　鼻から，喉頭，気管を経て，左右の気管支に吸入された空気は，さらに20回近く二股の枝分かれを繰り返して，ようやく肺胞に達する．空気中のほこりや細菌は，この枝分かれに沿って進む間に，ほとんど気管支の壁にくっついてしまう．気管支の壁をおおう粘膜は，付着したほこりや細菌を粘液でくるみ，線毛上皮のエスカレーターに乗せて，毎分2〜3 cmの速度で口の方に運び出す．気管支は，肺胞に空気を送り届ける働き（そのため気道とも呼ばれる）だけでなく，肺胞を外界の汚染から守る働きもしている．身体のなかで，いちばん広く空気と接する肺胞にとって，気管支が果たしてくれる「防御」の役割は大きい．

3. お菓子の分配——ガス交換の過程

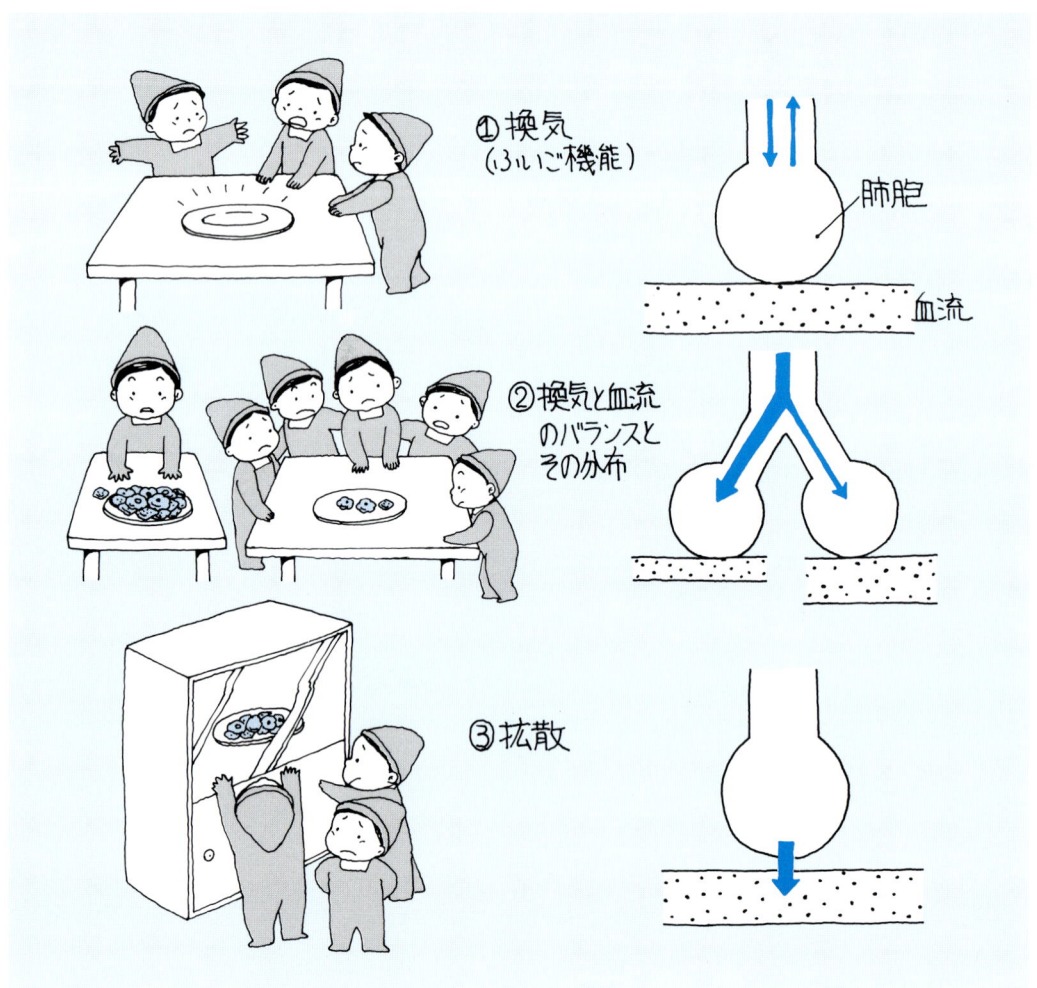

　肺でのガス交換は，酸素を取り込み，炭酸ガスを追い出すという方向の違う2つの仕事だ．話をわかりやすくするために，大気中の酸素を血液の流れのなかに取り込む仕事を中心に話を進めよう．ここでは，空気は酸素を与える側であり，血流は受ける側である．それは，おやつの欲しい子供たち（血流）とお菓子（酸素）の，こんな関係に似ている．

　お皿の上のお菓子がもともと少なかったり，なかったらどうだろう．これは肺胞の中に酸素を含んだ新鮮な空気が少なかったり，なかったりすることと同じだ．肺のなかには，たえず新鮮な空気が供給されること，いい換えれば十分な換気があることが必要だ（肺胞に入ってガス交換に役立つ換気のことを肺胞換気といっている）．それがガス交換の第1の

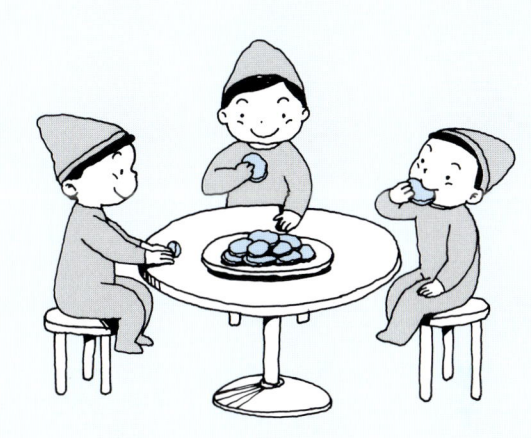

条件だ．

　お皿の上にお菓子はあっても，子供の数とバランスがとれていなければどうだろう．たくさんお菓子があっても子供が少なければ，食べきれない．反対に，子供がたくさんいてもお菓子が少なければ，少ししか食べられない．これと同じように，肺胞の換気と血流の量に，バランスがとれていることが必要だ．最も効率よいバランスは，肺胞換気量8に対して血流の量が10の割合といわれる．これを換気血流比といっている．適正な換気血流比，これがガス交換を営む第2の条件だ．

　お菓子があって，しかも子供の数とバランスがとれていても，お菓子が手の届かないところにあったらどうだろう．肺胞に換気があって，肺胞を囲む毛細血管に血流があっても，肺胞から血流への酸素の受渡しが障害されていてはガス交換は営めない．肺胞から血流への酸素の受渡しは，ちょうど水におとしたインクが広がっていくように，酸素は濃度の濃い肺胞から，薄い血流の中へ広がっていく．これを拡散という．簡単に拡散できること(拡散能力)，これがガス交換の第3の条件である．

　炭酸ガスは酸素とは反対に，血流から肺胞，そして大気へと追い出される．酸素の受渡しとちがうところは，炭酸ガスは酸素に比べて，肺胞まではるかに容易に移っていくことである．そのため，換気血流比も，拡散能力もあまり問題にならない．肺胞の空気が十分に入れ替わること，すなわち肺胞換気量が十分あればよい．

4．ガス交換に影響する3つの要因

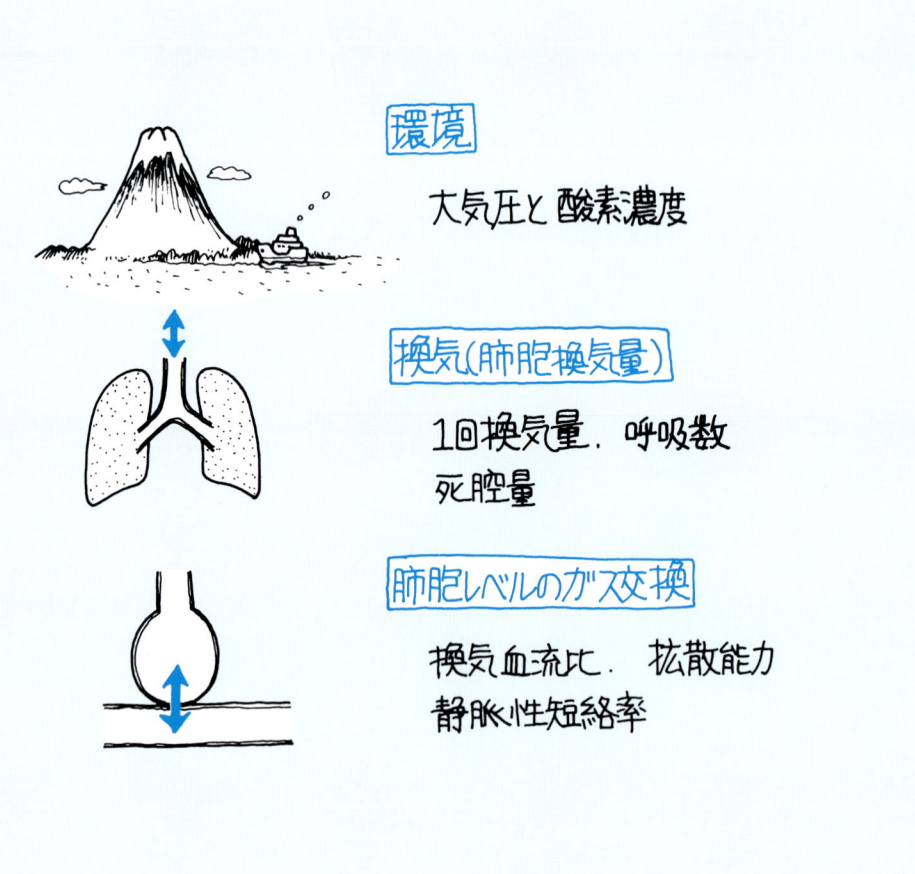

　「肺の役割」のところで，ガス交換は何はともあれ肺胞換気がなくては成り立たないことを述べた．そして，肺胞換気量は，かならずしも呼吸器の状態に関係がなくても増減する．例えば，精神的に興奮すれば換気は増加し，脳の呼吸中枢や神経の障害で換気が低下することもある．ところが，換気血流比やガス拡散能力などは，呼吸器の障害があってはじめて低下する．これらは肺と血液の間，すなわち肺胞レベルでのガス交換の要因として一括される．ガス交換に影響する要因としては，もう1つ大きなものがある．それは，生体とは無関係の環境の要因である．高い山の気圧の影響や，酸素吸入のときなどに問題となる吸っている空気の中の酸素濃度である．こうした，大きな3つの要因がガス交換には影響していることを知っておこう．

5. 動脈の血液ガスをなぜ測るのか

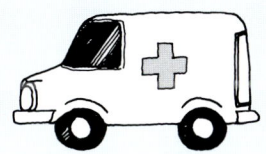
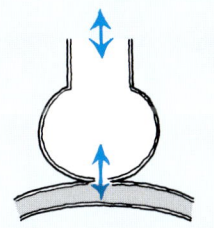
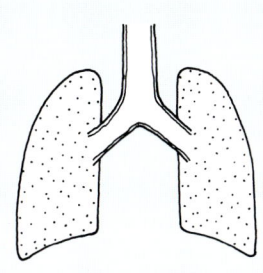
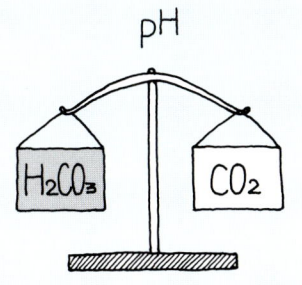

　血液ガスをなぜ測るのだろうか．しかも，なぜ動脈なのか．

　身体のあちこちで酸素を使って，炭酸ガスをもらった血液は，すべて心臓に戻ると肺に向かって送り出され，ガス交換を受けてから動脈に流される．肺というガス交換の臓器が順調に働いているかどうかは，動脈の血液に酸素が十分取り込まれているか（酸素の量），炭酸ガスが貯ったままになっていないか（炭酸ガスの量）が目安になる．

　しかも，ガス交換は前に述べたように，肺胞換気量，換気・血流比，拡散能力といったいくつかの条件がそろって，はじめて行なわれる．動脈血の酸素の量と，炭酸ガスの量からこれらの条件のどこが欠けているのか，難しくいうと，ガス交換機能の障害部位の診断もできる．

　血液ガスとはいうが，その測定は，酸素と炭酸ガスだけでなく，pHや重炭酸イオンなど，血液の酸と塩基（アルカリ）のバランス－酸・塩基平衡という－も同時に調べている．

　動脈血の酸素の量，炭酸ガスの量，酸・塩基平衡の状態，いずれをとっても，命に直接かかわりのある指標だ．これらの値が正常から大きくはずれることは，生命にかかわる重大な事件だ．その意味では，血液ガスは「生命維持の羅針盤」なのだ．

6．血液ガス測定器ではなにが，どのように測られるのか

① 直接測定するもの	② 計算して求めるもの	他の成績を加えて求めるもの
PaO_2 $PaCO_2$ pH	酸素飽和度（SaO_2） 重炭酸イオン（HCO_3^-） Base Excess（BE）	$AaDO_2$，シャント率 酸素含量（CaO_2） 心拍出（$\dot{Q}_T$）など

　血液ガスのサンプルを提出すると，検査室から戻ってくる報告には，たくさんの項目がついている．どのようにして測られるのかをまず知ろう．血液ガス測定器が，直接測っているのは，酸素と炭酸ガスの量，それにpHの3つだ．さて，これまで血液中の「酸素と炭酸ガスの"量"」という言葉を何気なく使ってきた．実は，これは正確な表現ではない．ふつう，量といえば体積か重さでいい表わすものだが，ここでの"量"は，血液のなかの酸素や炭酸ガスの圧力（分圧という）のことをいっている．すなわち，酸素分圧（PaO_2）と炭酸ガス分圧（$PaCO_2$）のことである．PaO_2と$PaCO_2$は電極法という方法で，pHはpHメータで直接測る．

　この3つの値がわかると，いろいろなものが計算からでてくる．酸素飽和度，重炭酸イオンの量，過剰塩基（ふつう「ベース・エクセス（Base Excess，BE）」と呼んでいる）といったものだ．こうした計算は，測定器のなかに組み込まれているコンピュータが自動的にやってくれる．

　さらに，ほかの臨床データを加えて計算すると，肺胞気・動脈血酸素分圧較差（$AaDO_2$），シャント率，酸素含量，心拍出量といった，呼吸と循環に関するいろいろな値を知ることができる．

略語説明　PaO_2と$PaCO_2$

　それぞれ動脈血酸素分圧，動脈血炭酸ガス分圧のこと．PはPressure（圧力）の略で，大文字で書く．aはarterial（動脈）の略で小文字で書くことが決まりである．

7. ガス分圧とはなにか

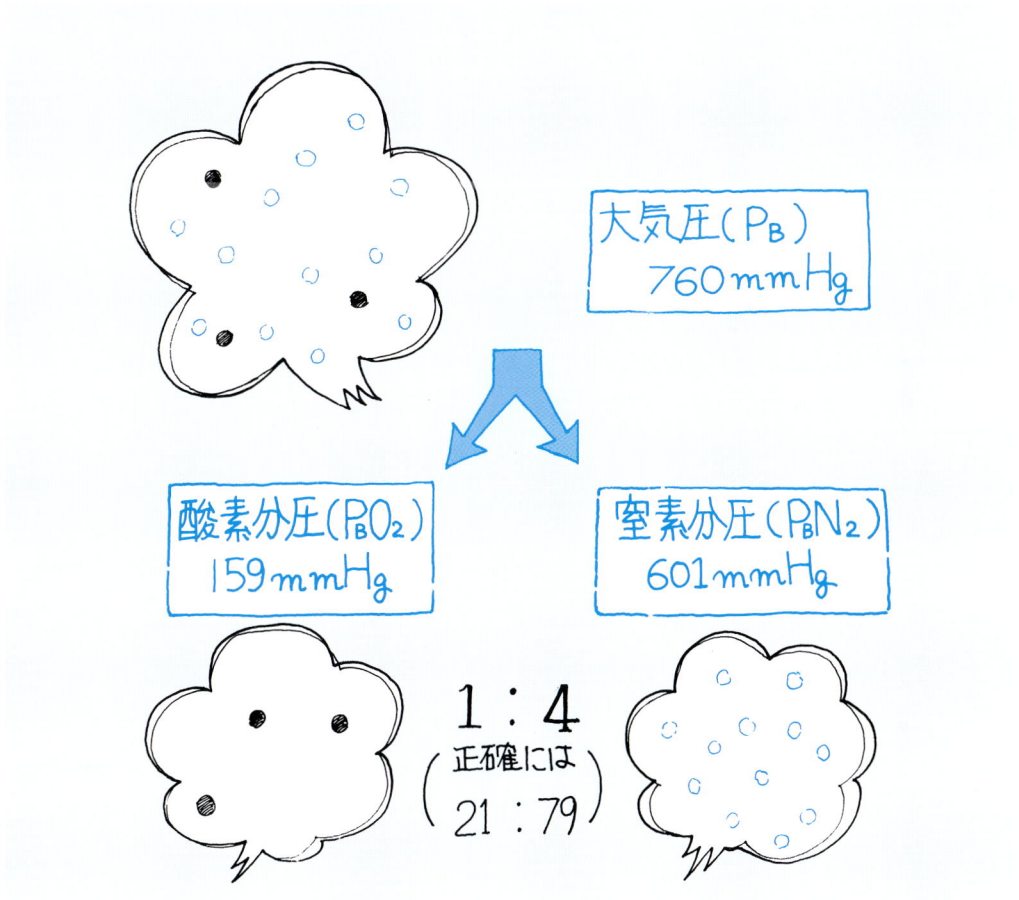

　これまで，何気なく使ってきたガス分圧とは何だろうか．
　空気は酸素と窒素で成り立っており，その比はおよそ 1：4．大気圧（1気圧）は，760 mmHg．ここまでは，誰でも知っている．
　空気のように，いくつかの種類の気体が混じっているものは混合気体と呼ばれている．酸素と窒素の比率 1：4，正確には 21：79 という比率は，実は空気中の酸素と窒素の分子の数の比率なのだ．混合気体を 1 として，各気体の占める割合を濃度分画（fractional content）と呼び，大文字の F で表わす．大気中の酸素の濃度分画（F_BO_2）は 0.21 であり，窒素の濃度分画（F_BN_2）は 0.79 ということになる．

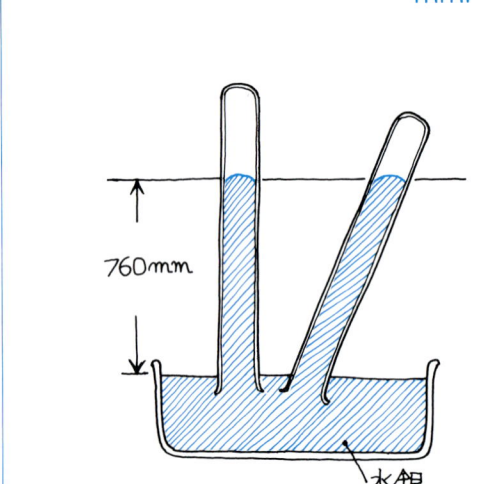

mmHg と Torr

気体の圧力の単位．mmHg は水銀柱を何 mm までおし上げる圧力であるかを指標としたものである．ガリレオの弟子トリチェリ Torricelli は大気の圧力を水銀柱ではじめて測定（1644年）した人であり，気圧計の発明者でもある．Torr は，この Torricelli の名前からとられたもので，mmHg のかわりに最近では Torr が使われる．

　分圧とは，混合気体に含まれるそれぞれの気体の圧力のことで，それは分子の数に比例している．いい換えると，混合気体全体の圧力のうち，その気体の濃度分画に相当する部分が，その気体の分圧ということになる．大気圧（P_B）は普通1気圧だ．1気圧，760 mmHg（Torr）の空気では，その21％に当る159 mmHg（Torr）が酸素の分圧で，79％に当る601 mmHg（Torr）が窒素の分圧である．

　空気が水蒸気（これも気体）で満たされている場合，すなわち飽和水蒸気の状態にある空気ではどうだろうか．この場合，空気は酸素と窒素のほかに飽和水蒸気という3つのガスでできた混合気体ということになる．飽和水蒸気の分圧は，47 mmHg（Torr）と決まっている．したがって，760 mmHg（Torr）から 47 mmHg（Torr）を差し引いた残り 713 mmHg（Torr）を，酸素と窒素で分担することになる．水蒸気で飽和された状態の空気の酸素分圧は，$713 \times 0.21 = 150$ mmHg（Torr），窒素分圧は，$713 \times 0.79 = 563$ mmHg（Torr）となる．

略語説明　P_B と F_I

P_B：大気圧（Barometric pressure）のこと．
　　　P は pressure の略．B は大文字を小さく書くことが約束である．
F_I：吸入気（I：inspiratory air）のガス濃度分画（F：fractional concentration）のこと．

8. 液体中のガス分圧とは

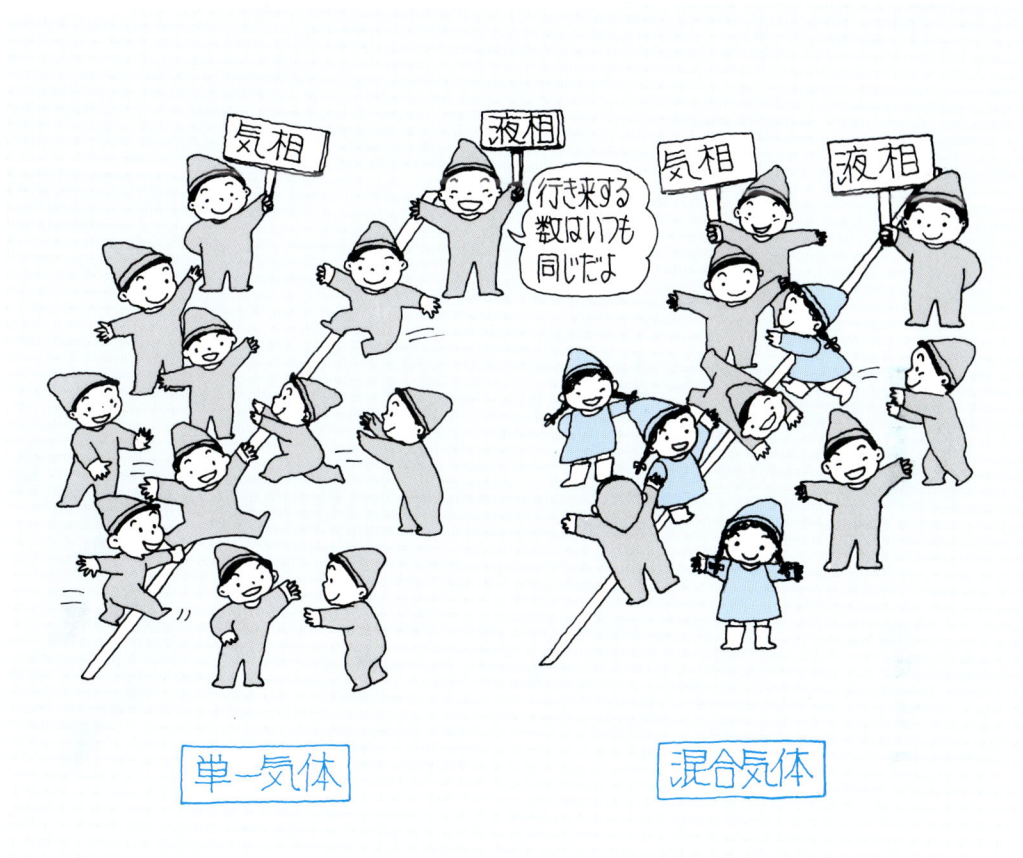

　空気のような混合気体の分圧は理解できた．しかし，液体のガス分圧，例えば動脈血のガス分圧とはどういうことなのだろうか．

　以下，本書では mmHg を Torr と表わす．

　気体と液体が接しているとき，気体の分子は，自由に液体の中にとび込んだり，とび出したりしている．とび込む分子の数ととび出す分子の数とが等しくなっている状態を平衡状態という．

　気体と液体が平衡状態にあるとき，この2つの相（気相と液相）でのガス分圧は等しい．大気中（760 Torr）で平衡状態にあるわれわれの身体を流れる血液中のガス分圧の合計も，やはり 760 Torr なのだ．

9．動脈血のとり方と保存の仕方

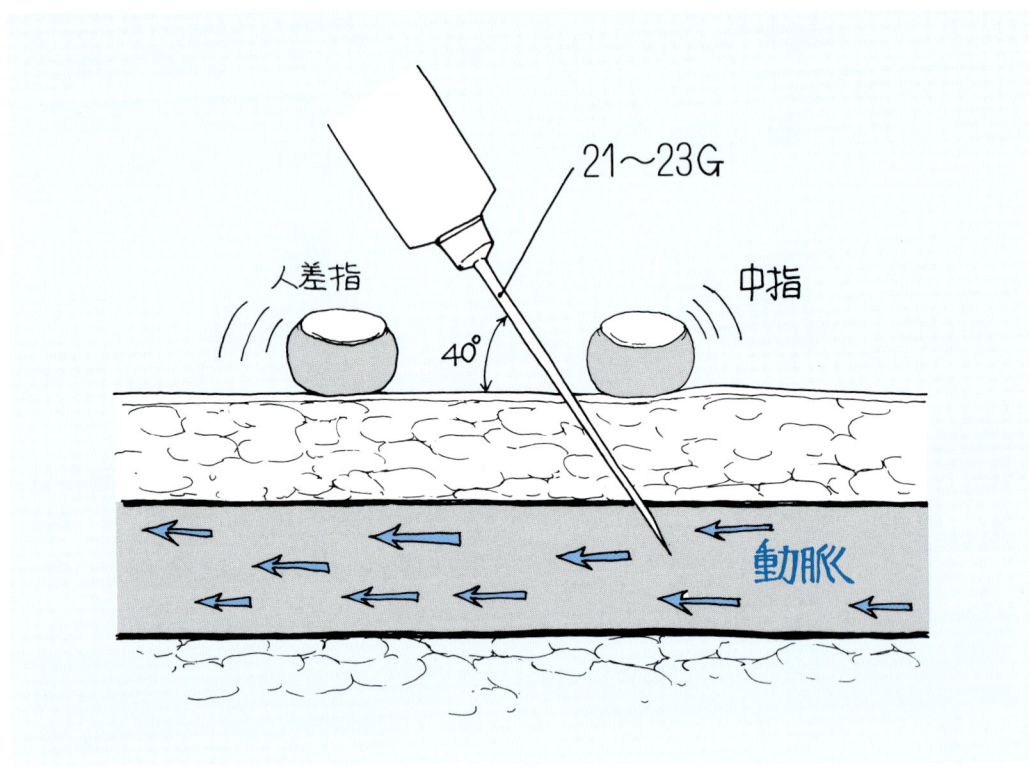

　動脈血を，患者に痛みを与えずに，じょうずに採血できることは，重要な手技だ．慣れれば決して難しいものではない．大切なことは，採血しようとする動脈の上で，血管の走行に沿っておいた左手（左効きの人は右手）の人差指と中指で，しっかりと拍動を感じ取ることだ．針は，その2つの指先の間で，血管をめがけて刺すことになる．

　穿刺部位は，肘関節にある上腕動脈，手関節のところに触れる橈骨（とうこつ）動脈，股関節の大腿動脈がよく使われる．刺しやすさでは大腿動脈だが，慣れると上腕動脈が大げさにならず，やりやすい．橈骨動脈では，関節で手を反らせて伸ばした状態で行なう．

　皮膚の消毒は，アルコール綿で十分である．

　針のかたむきは，静脈注射よりも，もっと直角に立てる感じがよい．針先の切り口を，動脈の上流に向けて刺す．一気に動脈まで刺そうとしないで，針の痛みを感じる皮膚を貫いたら，後は落ち着いて血管の方向を再確認してから，針を進めるのがコツだ．動脈は思ったより浅いところにある．「おかしいな」と思ったら，針をゆっくり戻す．動脈を刺し貫

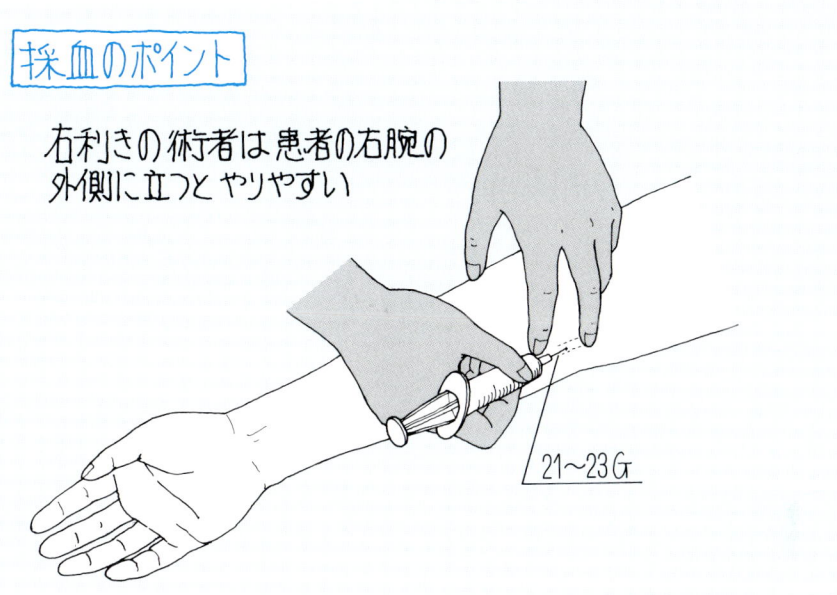

いていた場合には、戻しの途中で血液がはいってくる。はずれていたときは、皮膚の近くまで針先を戻して、方向を改めてまた進める。患者が痛みを感じる皮膚の穿刺は、一度きりにしたい。

　<u>針</u>は、太すぎず細すぎず、21〜23Ｇぐらい（黒色の静脈針）あたりがよい。最近は、ヘパリンがあらかじめ入った、ディスポーザブルの血液ガス専用の注射器が普及している。それがないときは、乾熱滅菌した5ccのガラスの注射器で、少量のヘパリンを吸って、注射器の内側を湿らせ、空気を完全に追い出してから使う。動脈血の採血は静脈と違って、ピストンをひく必要はない。血圧でひとりでにピストンが押し上げられ、注射器のなかに血液が入ってくる。そのため、ピストンのスベリがよくなくてはいけない。専用の注射器がないとき、ガラスの注射器を使うのはそのためだ。

　<u>採血後に大切なこと</u>は、皮下の出血を防ぐこと、血液サンプルに気泡を残さないように密封すること、氷水につけて冷やして保存すること、の3つだ。

　<u>採血は2cc程度</u>でよく、穿刺部位はすばやくアルコール綿で圧迫し、5分以上しっかり押さえる。静脈とちがって血管の内圧が高いため、十分に止血しないと、皮下に内出血を起こしやすい。動脈硬化のある高齢者では、とくに注意したい。

　サンプルに気泡が入っていたら、じょうずに追い出し、後は、針先をゴムに刺して密封する。そして、注射器を両手の手のひらにはさんで、キリを揉むようにころがして攪拌する。

保存方法による PaO_2, $PaCO_2$ の変化

— 1時間あたりの変化 —

	pH	PaO_2	$PaCO_2$
室温	-0.024	-5 Torr★	+3 Torr
氷水	-0.006	-0.3	+0.6

（★．ただし，PaO_2 は400 Torr以上では-3 Torr/分で急速に低下する）

　分析まで時間がかかるときには，ゴムで密封した注射器ごと氷水につける．血液中の血球は生きた細胞なので，サンプルのなかでも酸素を消費し炭酸ガスをだす．氷水につけて冷やすと，細胞の働きが不活発になって，変化が少なくなるからだ．30分以内で測定できるときは，室温のままでもよい．氷水につけても，3時間以内に測定したほうがよい．

どんな状態で採血したか

　「どんな状態で採血したか」は数日たてば忘れてしまう．まして1日に何回か行なったときや，後からカルテを見返す場合には，書いてなければお手上げである．一番大切なことは，酸素吸入やレスピレータをやっていたか，何 l/分，何%の酸素か，といった，血液ガスの評価に影響する条件だ．カルテや伝票には必ず書いておこう．酸素吸入やレスピレータの条件を変えたときには，どのくらい時間がたってから測定すべきだろうか．健康人では，4～5分で安定した状態（恒常状態という）になるが，呼吸器疾患の患者では，もっと時間がかかる．採血は，20分以上たってから行なうのが原則だ．

10. 血液ガスの正常値

動脈血におけるガス交換の指標と酸塩基平衡の指標

		正常値（平時）	単位
ガス交換の指標	PaO_2 （酸素分圧）	80〜100（*）	Torr（mmHg）
	SaO_2 （酸素飽和度）	95以上	％
	$PaCO_2$ （炭酸ガス分圧）	35〜45（40）	Torr（mmHg）
酸塩基平衡の指標	pH （pH）	7.35〜7.45（7.4)	
	$[HCO_3^-]$ （重炭酸イオン）	22〜26（24）	mEq/ℓ
	Base Excess （ベース・エクセス）	−2〜+2（0）	mEq/ℓ

＊ PaO_2 は年齢によって異なる

　血液ガスの測定では，ガス交換の状態を知るためのものと，酸・塩基平衡の状態を知るものとがあることは，前に述べた．**ガス交換の指標**となるものは，酸素分圧（PaO_2），酸素飽和度，それに炭酸ガス分圧（$PaCO_2$）などだ．**酸・塩基平衡の指標**は，pH，重炭酸イオン（$[HCO_3^-]$），ベース・エクセス（Base Excess, BE）のほかに炭酸ガス分圧である．炭酸ガス分圧は，ガス交換の指標であると同時に，酸・塩基平衡の指標でもある．

　この6つの項目の正常値をひとまず覚えておこう．患者の血液ガスの成績を評価するときに，たいへん便利だから（もし覚えきれなければ，読みとばしてもかまわない．あとで振り返ることにしよう）．

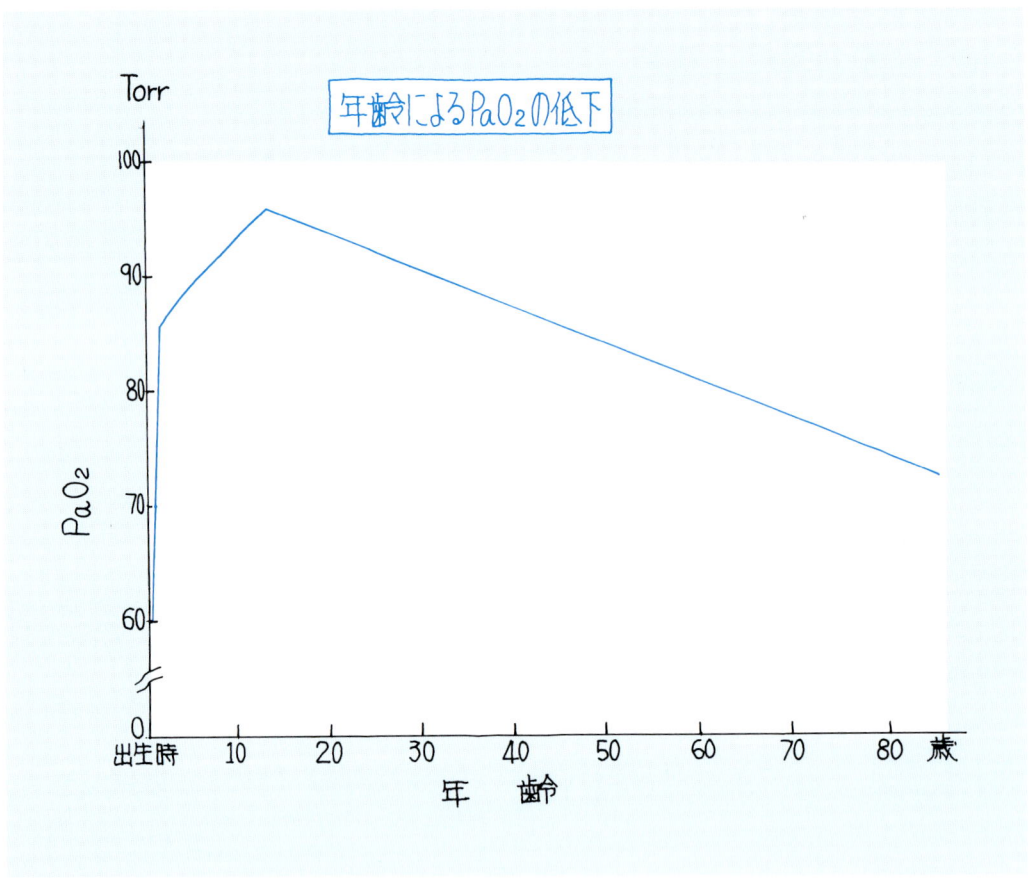

　動脈血での正常値は，酸素分圧（PaO_2）は 95〜80 Torr，酸素飽和度は 95％以上，炭酸ガス分圧（$PaCO_2$）は 40 Torr である．酸素分圧は炭酸ガス分圧とちがって，年齢とともに低下するのが特徴だ．pH は 7.4 が，重炭酸イオンは 24 mEq/l が，ベース・エクセスは 0 mEq/l が正常値である．

　しかし，正常値というのは，本来ある程度の幅をもっていることを，忘れてはならない．ここであげた数値は，その幅の真中を代表する値といったほうがよいのかもしれない．

第2章
PaCO$_2$ と肺胞換気量

11. 換気とはなにか

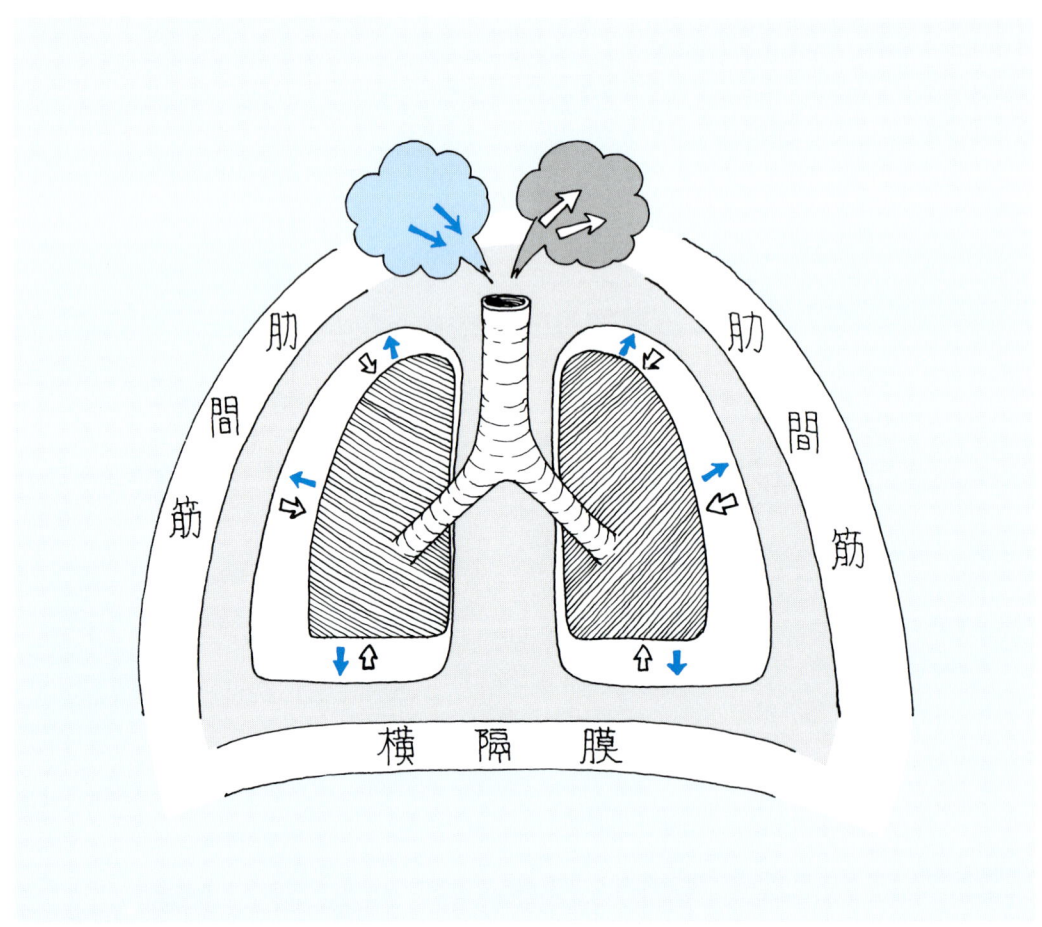

　部屋の窓を開けて，室内にこもった汚れた空気と外の新鮮な空気を入れ換えることを「換気」といっている．ガス交換を営む呼吸器の換気も全く同じことだ．肺胞で酸素をわたし炭酸ガスを受け取った空気は，身体の外の新鮮な空気と入れ換える必要がある．そのために，肺は縮んだり膨らんだりしながら肺胞の空気を入れ換えている．しかし，肺の換気の動きが心臓の収縮運動と違うのは，肺は自分では全く動くことができないことだ．肺は，それを入れている胸郭の筋肉，すなわち横隔膜と肋間筋の動きによって，受身的に縮んだり膨らんだりしている．

12. ガス交換に有効な換気（肺胞換気）
——忍者の竹筒とシュノーケルはなぜ短い

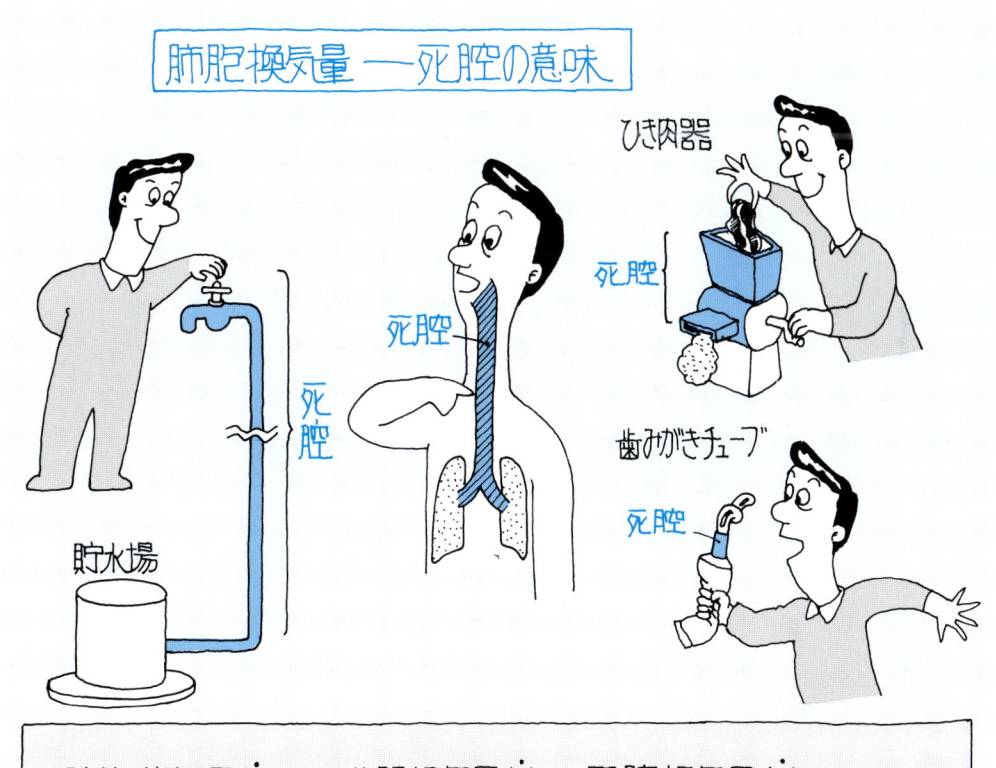

肺胞換気量 — 死腔の意味

貯水場　死腔　死腔　ひき肉器　死腔　歯みがきチューブ　死腔

$$\text{肺胞換気量 } \dot{V}_A = \text{1分間換気量 } \dot{V}_E - \text{死腔換気量 } \dot{V}_D$$
$$= (\text{1回換気量 } V_T - \text{死腔量 } V_D) \times \text{呼吸数 RR}$$

　ヒトが息（換気）をしている．大人では，ふつう500 ml程度のものだ．しかし，その全部が肺胞に届いて，ガス交換に役立つわけではない．鼻（口は本来食物の通り道）から気管支を経て肺胞までの通り道（気道）は，ガス交換には無駄なスペースだ．これを死腔と

略語説明　V と $\dot{V}$

　V は，体積 volume の略であるが，ここでは，ガス（気体）量のこと．大文字の V で表わす．$\dot{V}$ は，単位時間の体積の変化を示す．難しくいうと，V を時間で微分したもの，すなわち dV/dt である．1分当りの量の変化をいう場合も，1秒当りの量の変化をいう場合もある．

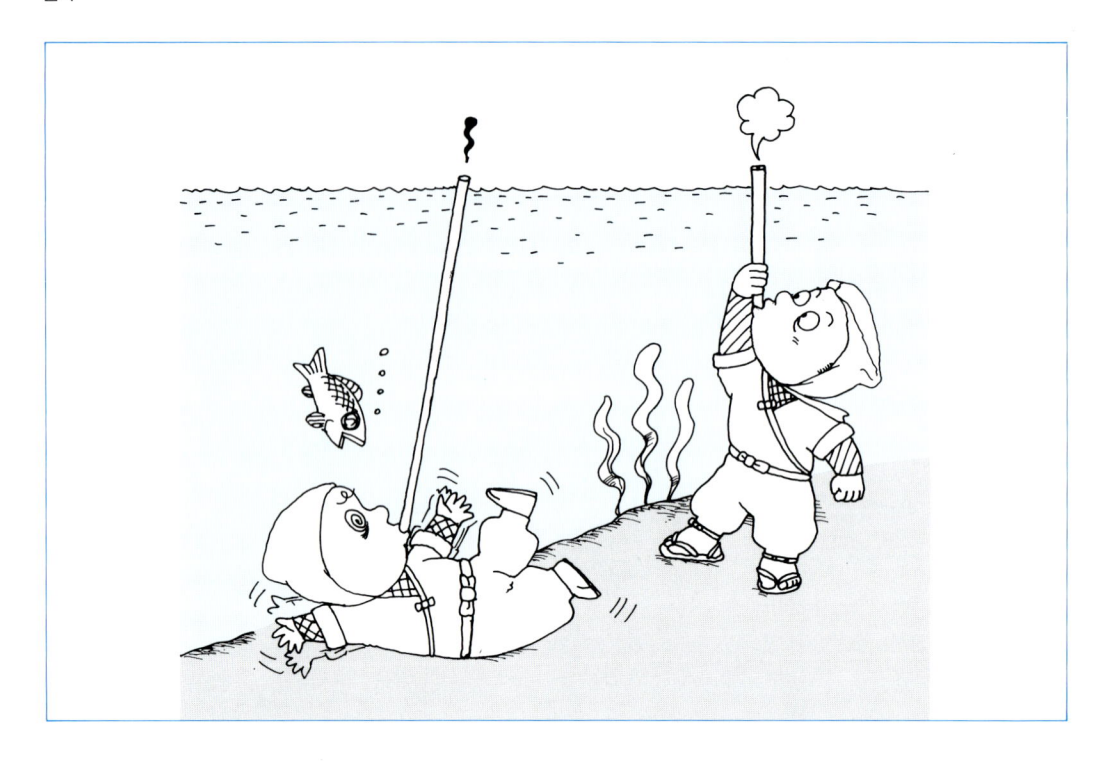

呼んでいる．身の回りを見渡してみよう．いろいろなところに死腔があることに気づくだろう．水道の本管から蛇口まで，歯みがきチューブの口金の部分，ひき肉器の内部，どれも古いものがたまってしまう死腔だ．

ヒトの呼吸器の死腔の大きさは，だいたい 150 ml 程度といわれている．肺胞に届けられ，ガス交換に役立つ換気（肺胞換気）は差し引き (500−150)＝350 ml ほどになる．昔の忍者は節をくり抜いた竹筒をくわえて水の中に隠れた．それが物干し竿のような太く長い竹筒だったら，もっと深いところに潜れそうなものだが，そういう訳にはいかない．筒のなかの容積が数百 ml もあったら，死腔が大きすぎて，肺胞換気はほんのわずかになってしまう．スキンダイビングで使われるシュノーケルの短いのも，そんなところに理由がある．

略語説明　$\dot{V}_A, \dot{V}_E, V_T, V_D, \dot{V}_D$

小さな大文字 A は，肺胞 alveolar の略 (a：「動脈」と間違わないように)．$\dot{V}_A$ は，単位時間（ここでは，1 分間）の肺胞換気量を示す．E は，呼気 expiratory の略．通常，1 分間の換気量とは，呼気の量をいう約束になっているから (4 頁参照)，$\dot{V}_E$ といえば 1 分間換気量を示す．V_T, V_D は，それぞれ 1 回換気量 tidal volume，死腔量 dead space volume の略．$\dot{V}_D$ は 1 分間の死腔換気量のこと．

気管切開と，気管内挿管によって減らせる死腔量は，ほとんど同じ

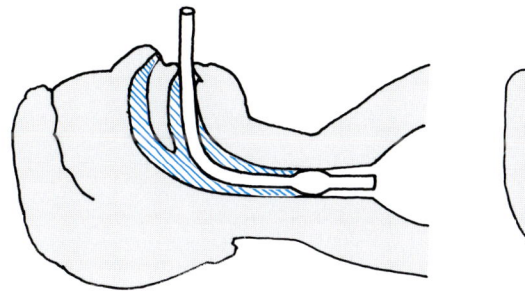

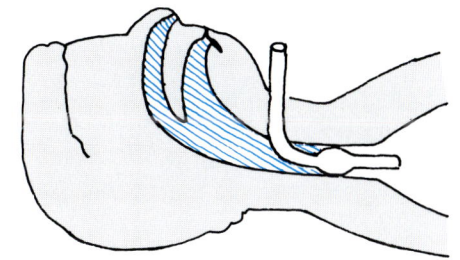

　気管切開を行なうと上気道の死腔部分がなくなって，死腔量（V_D）は 50 ml 程度減少する．したがって気管切開は肺胞換気量をふやすことに役立つ．しかし，気管内挿管によっても死腔量を同じ程度減少させることができる．通常の挿管チューブも，気管切開用のチューブも，内腔の容積には大した差がないからだ．死腔量の減少だけを目的とした気管切開はやってはならない．

例題 1

　1 回換気量 450 ml，呼吸数 15 回/分のとき，1 分間の肺胞換気量はどのくらいか．

解答

　仮に死腔量（V_D）を 150 ml とすると，1 分間の換気量は，1 回換気量（V_T）450 ml，呼吸数（RR）15 回の場合

$$
\begin{aligned}
1\text{分間の肺胞換気量}(\dot{V}_A) &= 1\text{分間の換気量} - 1\text{分間の死腔換気量} \\
&= 1\text{回換気量} \times \text{呼吸数} - \text{死腔量} \times \text{呼吸数} \\
&= (1\text{回換気量} - \text{死腔量}) \times \text{呼吸数} \\
&= (450 - 150) \times 15 \\
&= 300 \times 15 = 4500 \ (\text{ml/分})
\end{aligned}
$$

13. 浅くて速い呼吸と，深くてゆっくりした呼吸のちがい

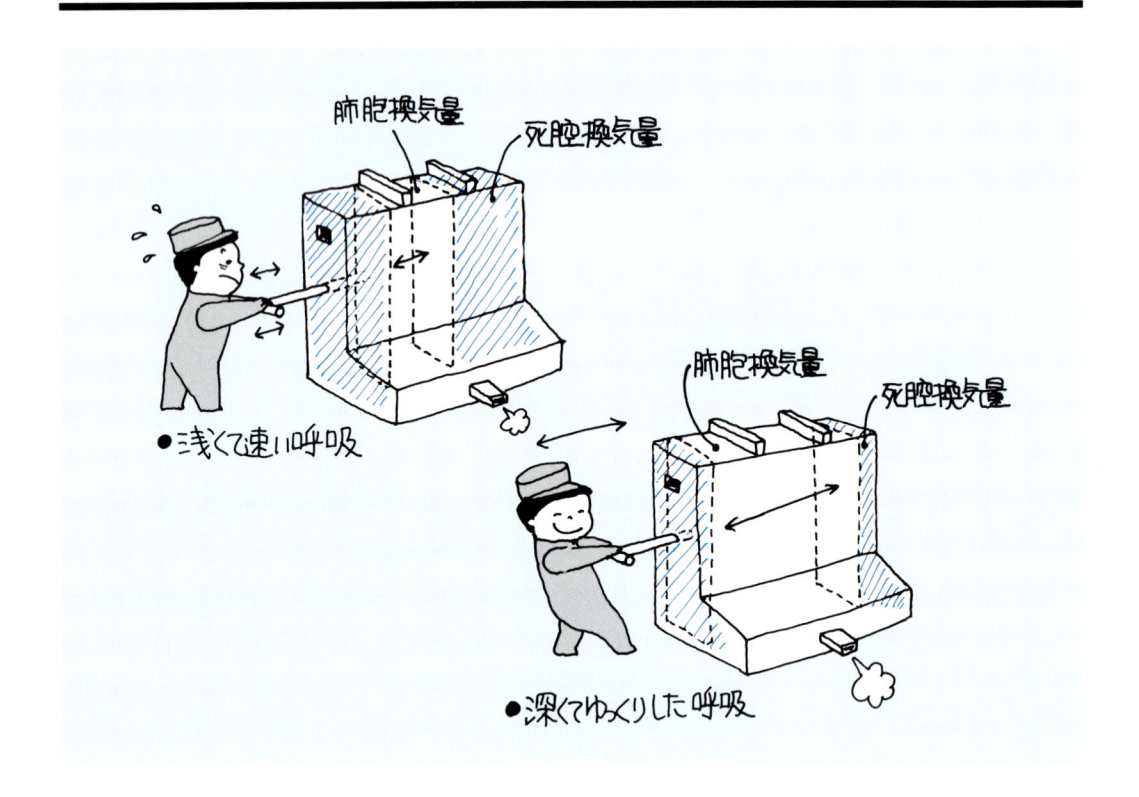

　レスピレータをつないだときに換気の目安となる1回の換気量は，肺胞換気の量ではない．1回の肺胞換気量（V_A）は，1回の換気量（V_E）からガス交換に使われない死腔量（V_D）を差し引いたものである．

　したがって，単位時間（1分間）の肺胞換気量（$\dot{V}_A$）は，単位時間（1分間）の換気量（$\dot{V}_E$）から死腔換気量（$\dot{V}_D$）を差し引いたものになる．

$$1分間換気量 - 死腔換気量 =$$
$$1回換気量 \times 呼吸数 - 死腔量 \times 呼吸数 =$$
$$(1回換気量 - 死腔量) \times 呼吸数 = 肺胞換気量$$

　死腔量は片側の肺の血流が遮断されるような異常状態（例えば肺塞栓症）でない限り，その人によって決まっている（およそ150 ml）から，呼吸を深くして1回換気量を増加させるか，速くして呼吸数をふやせば，単位時間の肺胞換気量は増加する．反対に，呼吸を浅くして1回換気量を小さくするか，ゆっくりと呼吸数を少なくすれば，肺胞換気量は減ることになる．

呼吸の深さと呼吸数の肺胞換気量に与える影響

例題 2

1回換気量 300 ml,呼吸数 20 回/分と,1回換気量 600 ml,呼吸数 10 回/分では,肺胞換気量にどれくらい違いがあるだろうか.

解答

どちらも 1 分間換気量は 6 l/分である.
仮に死腔量を 150 ml とすると,V_T 300 ml,RR 20 回の場合

$$\dot{V}_A = (300-150) \times 20$$
$$= 3000\ ml\ (3\ l/分)$$

V_T 600 ml,RR 10 回の場合

$$\dot{V}_A = (600-150) \times 10$$
$$= 4500\ ml\ (4.5\ l/分)$$

結論

単位時間の換気量が同じであっても,深くてゆっくりした呼吸の方が,浅くて速い呼吸より,死腔換気量が小さいため肺胞換気量が大きい.

一般に呼吸運動は,1分間の呼吸数,深さ,リズムなどによっていろいろな型に分けられる.正常の呼吸はリズムに不整がなく,吸気と呼気とが一定の規則正しい周期を保ち,正常成人の呼吸数は1分間 12~20 回である.数は男性より女性がやや多く,新生児では 45 回/分にもなる.呼吸の深さ,つまり1回換気量は正常成人では約 450~500 ml で,そのうち換気に関与しない死腔が 150 ml である.一方,この呼吸数,深さ,リズムが乱れた呼吸を異常呼吸と呼ぶ.異常呼吸を呼吸数および深さの異常からみると,頻呼吸,徐呼吸,過剰呼吸,減弱呼吸,大呼吸,浅呼吸,無呼吸などに分けられる.また,リズムの異常からみると,チェーン・ストークス呼吸,ビオー呼吸,クスマル大呼吸などがある.その他,臨床的にみられる異常な呼吸としては,うっ血性心不全,気管支喘息時にみられる起坐呼吸,胸水貯留,一側無気肺でみられる片側臥位呼吸,胸膜肥厚時の振り子呼吸,神経症でみられるため息呼吸.術後の苦痛呼吸,死戦期の下顎呼吸,COPD の口すぼめ呼吸などがある.

呼吸の数と深さの異常

正常呼吸	吸気と呼気が一定のリズムを繰り返し，成人では呼吸数12〜20回/分，1回換気量（深さ）500ml，死腔150ml.
頻呼吸	深さは変わらず，呼吸数が24/分以上に増加．恐怖，興奮時など．
徐呼吸	深さは変わらず，呼吸数が12回/分以下に減少．頭蓋内圧亢進や睡眠薬多量服用など．
過剰呼吸	深さも呼吸数も増加．過換気症候群など．
減弱呼吸	深さも呼吸数も減少．死亡前の重篤な時期など．
大呼吸	呼吸数変わらず，深さが増加．
浅呼吸	呼吸数変わらず，深さが減少．睡眠時など．
無呼吸	呼吸停止

リズムの異常

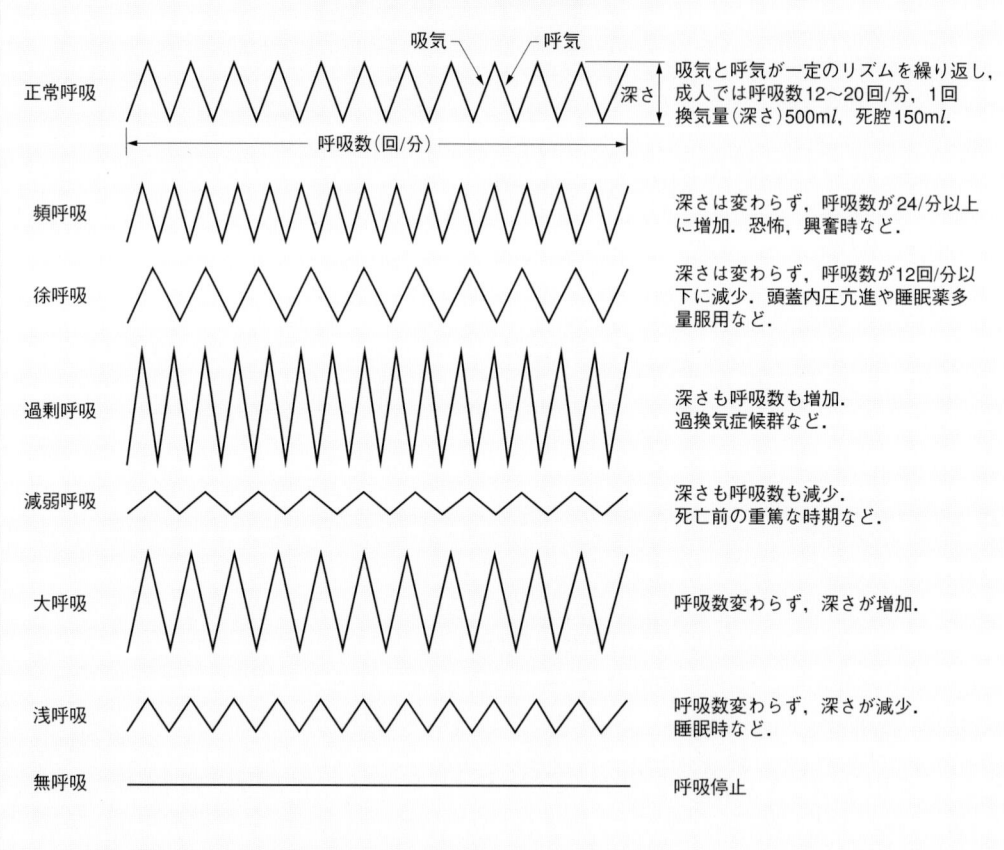

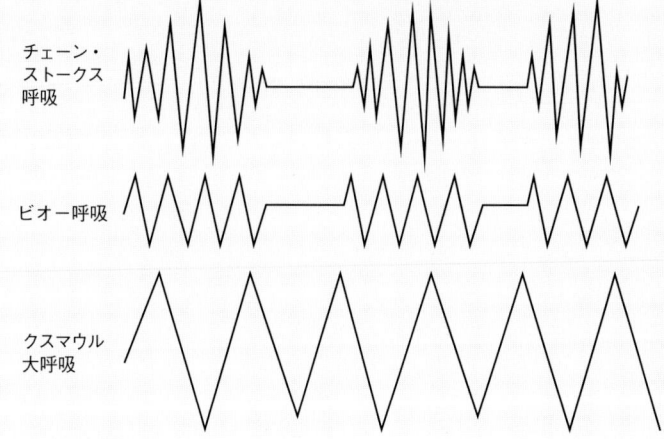

チェーン・ストークス呼吸	無呼吸が10〜30秒あり，続いて呼吸の深さと数が次第に増えて，過呼吸の状態になり，その後は再び深さと数が減り，ついに無呼吸となり，これが反復する．尿毒症，脳卒中，脳の外傷，脳腫瘍，心不全，睡眠薬服用時，乳児の睡眠中．
ビオー呼吸	普通より少し深い呼吸の間に，10〜30秒間の無呼吸が入る，これを繰り返す．脳腫瘍，髄膜炎，脳炎，脳外傷．
クスマウル大呼吸	呼吸数は減るが，個々の呼吸が著しく深い呼吸．糖尿病性昏睡や高度の飢餓時など．

14. $PaCO_2$は肺胞換気量の指標

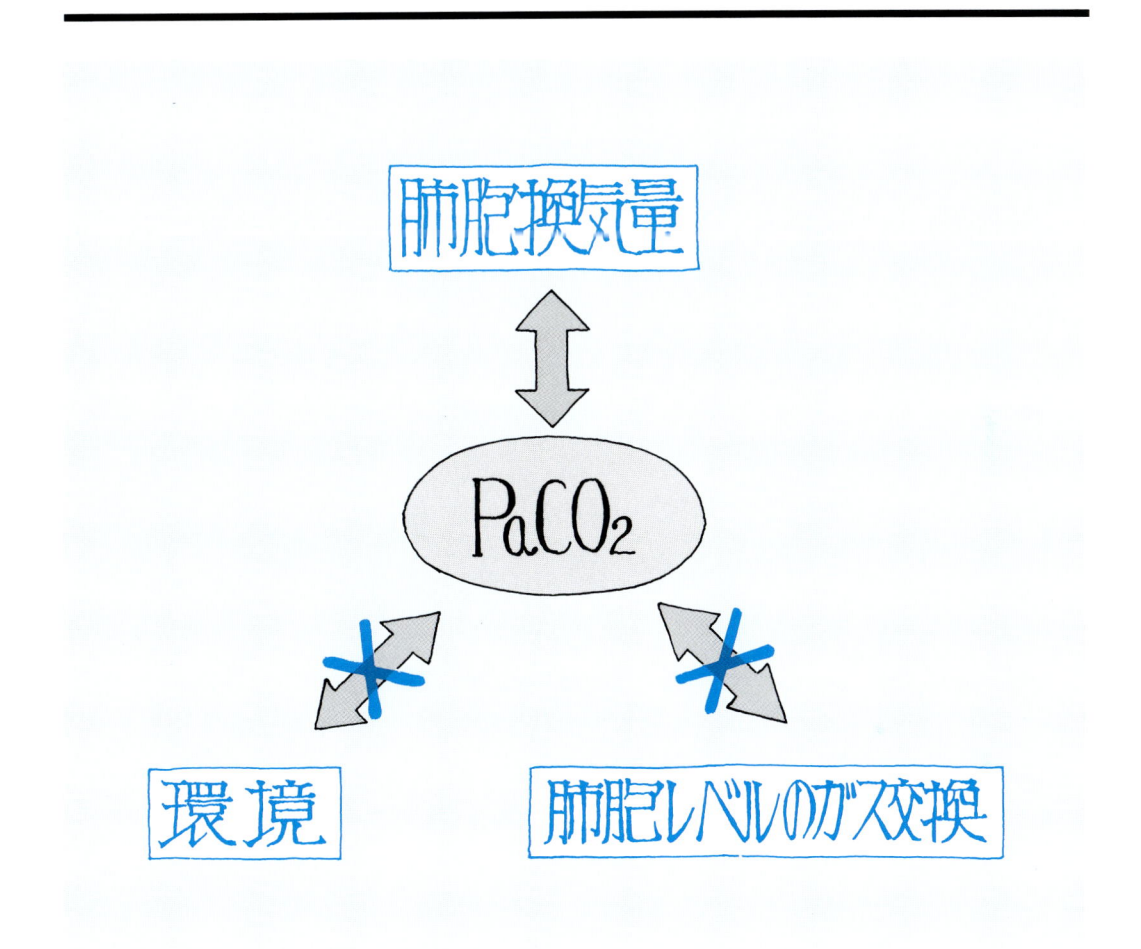

　前章で，環境・肺胞換気量・肺の状態（肺胞レベルのガス交換）というガス交換に影響する3つの要因のあることを述べた．血液ガスの中で，動脈血の炭酸ガス分圧（$PaCO_2$）をまず取り上げるのは，それが肺胞換気量の指標であり，他の要因に左右されないからだ．血液ガスの報告伝票に並んでいるたくさんの数値の中で，まず$PaCO_2$の値をみよう．ガス交換の大前提である換気がしっかり行われているかどうか，$PaCO_2$の値から知ることができる．

　それに比べて，第3章で述べるように動脈血酸素分圧（PaO_2）のほうは，肺胞換気量だけでなく，環境の要因でも，肺の状態でも影響される．PaO_2の評価は，$PaCO_2$より難しい．

15. PaCO₂と肺胞換気量の関係

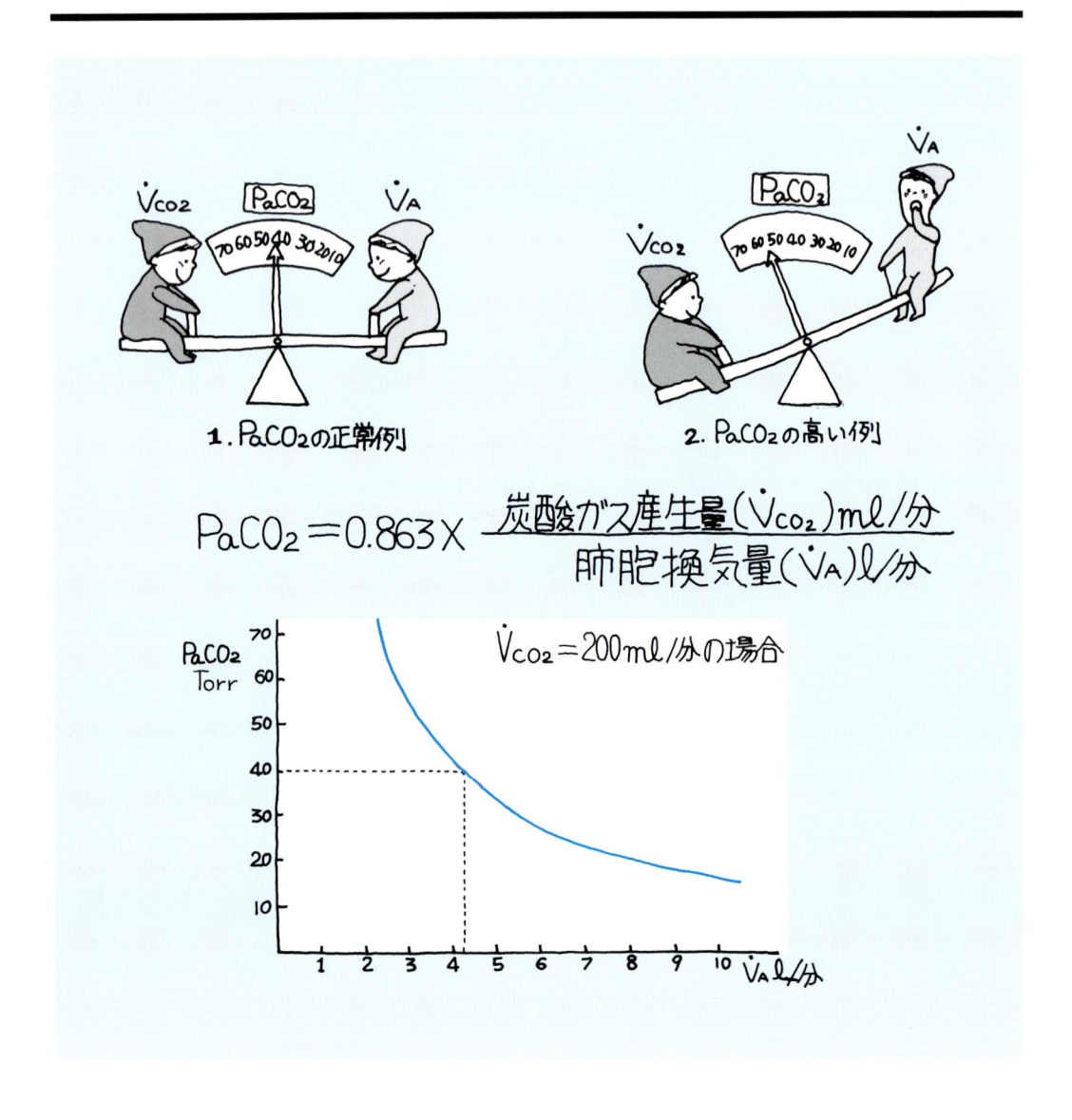

1. PaCO₂の正常例

2. PaCO₂の高い例

$$PaCO_2 = 0.863 \times \frac{炭酸ガス産生量(\dot{V}_{CO_2})ml/分}{肺胞換気量(\dot{V}_A)l/分}$$

$\dot{V}_{CO_2} = 200\,ml/分$の場合

PaCO₂は肺胞換気量によって決まる．

$$PaCO_2 (単位\,Torr) = 0.863 \times \frac{炭酸ガス産生量\,(\dot{V}_{CO_2}:単位\,ml/分)}{肺胞換気量\,(\dot{V}_A:単位\,l/分)}$$

PaCO₂は上式で表わされる（健常者のおよその数値：炭酸ガス産生量 $\dot{V}_{CO_2}=200\,ml/分$，肺胞換気量 $\dot{V}_A=4.5\,l/分$ をあてはめてみよう．PaCO₂=38 Torr となり，この式が納得できるだろう）．

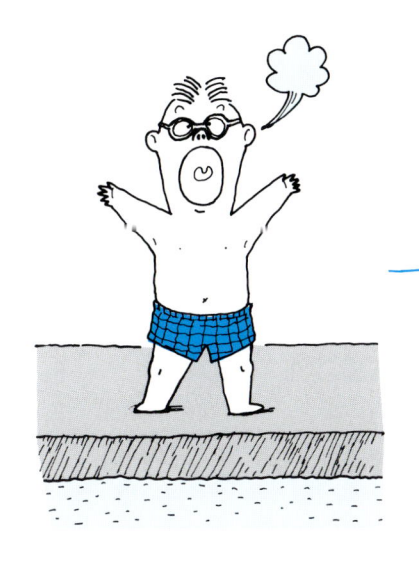

潜水前に深呼吸をなぜするのか？

―ヒトは炭酸ガスの蓄積に我慢できない―

　スキンダイビングで水に潜ろうとする前に，一生懸命深呼吸する人をみかける．たくさん酸素を吸ってから…と．本当にそうだろうか．実は，あの深呼吸は酸素をとり込むというより，炭酸ガスの排出に役立っているのだ．ヒトは酸素が不足すればもちろん苦しくはなるが，かなり耐えられるものだ．しかし炭酸ガスの蓄積には，とても敏感だ．苦しくなって水から顔を出すとき，酸素不足より，炭酸ガス蓄積の方が大きな原因になっている．だから潜る前に深呼吸して，あらかじめ $PaCO_2$ を低くしておこうというのである．

注意：だからといって，むやみに $PaCO_2$ を下げておくことは危険でもある．苦しさをあまり感じないため，長く潜りすぎて酸素不足で意識を失うことがある．

　$PaCO_2$ 蓄積に反応した苦しさは，意志の及ばない心臓の拍動とは違って，意志の力で止めることもできる換気にとって，その不足を教えてくれる鋭敏な信号でもあるのだ．

　前頁の式からわかるように，炭酸ガス産生量（$\dot{V}_{CO_2}$）が一定ならば，$PaCO_2$ は肺胞換気量（$\dot{V}_A$）に逆比例する．すなわち肺胞換気量が 1/2 になれば $PaCO_2$ は 2 倍になる．血液のデータをみて $PaCO_2$ が高値であれば，原因が何であれ肺胞換気量が不足していると覚えておこう．

　そして，ヒトは生体活動が活発となって炭酸ガス産生量が増えれば，肺胞換気量をふやして $PaCO_2$ をたえず一定（40 Torr）にしようとする．

16. 肺胞換気量はどのように調節されているか

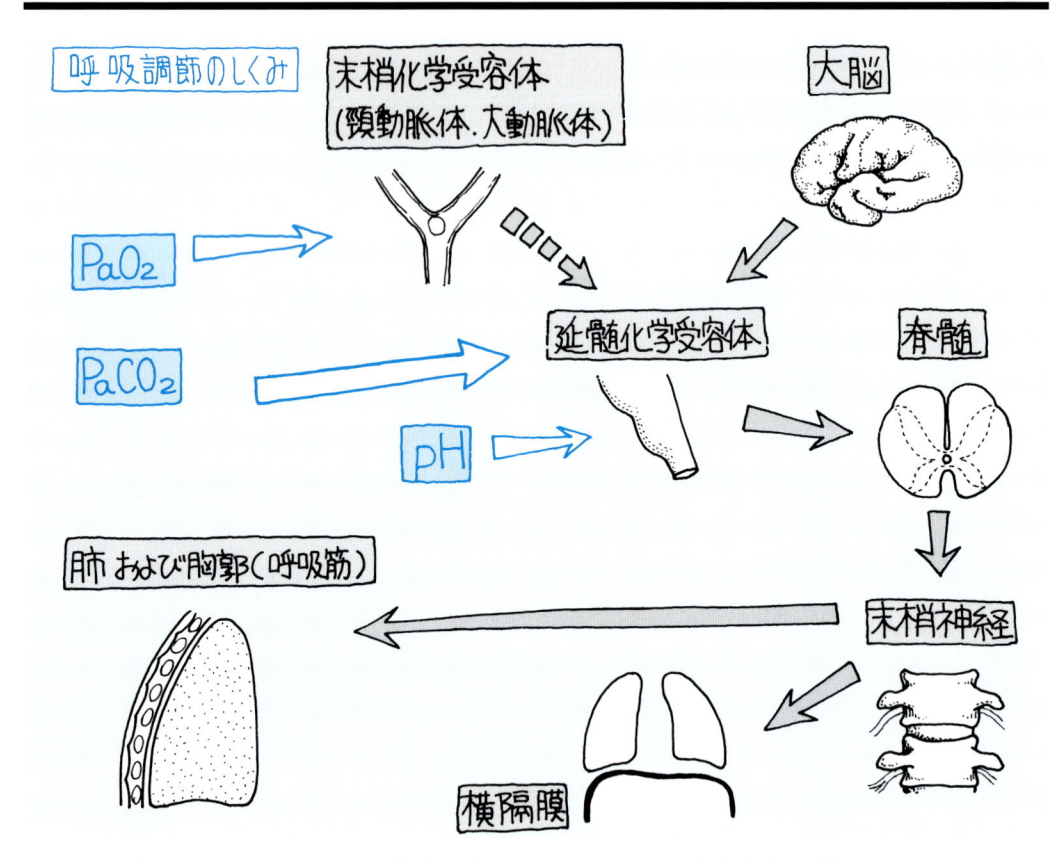

呼吸調節のしくみ

末梢化学受容体（頸動脈体．大動脈体）← PaO₂
延髄化学受容体 ← PaCO₂、pH、大脳
脊髄 → 末梢神経 → 肺および胸郭（呼吸筋）、横隔膜

ヒトは眠っているときでも，必要な呼吸をしている．肺胞換気量が低下すると，$PaCO_2$ は上昇（PaO_2 は低下，後述）する．ヒトは，$PaCO_2$ がおよそ 40 mmHg になるように換気量がたえず自動的に調節されている．PaO_2 も一定になるように調節されているが，ヒトでは $PaCO_2$ の調節のほうがもっと鋭敏である．換気の命令を出しているのは延髄にある呼吸中枢だが，それは $PaCO_2$，PaO_2 や pH などいろいろなものからコントロールを受けている．興奮すれば換気は増え，意志の力で止めることもできる．これは，心臓とは違うところだ．

> **例題 3**
> $PaCO_2$ が 80 Torr の患者と $PaCO_2$ が 20 Torr の患者の肺胞換気量はどのくらいか．
>
> **解答**
> 血液ガスの検査では，まず $PaCO_2$ をみる．
> 40 Torr 以上あれば肺胞低換気，以下であれば肺胞過換気と考えられる．
> そして，肺胞換気量が半分になれば，$PaCO_2$ は倍（80 Torr）になり，肺胞換気量が倍になれば，$PaCO_2$ は半分（20 Torr）になる．

オンディーヌの呪い

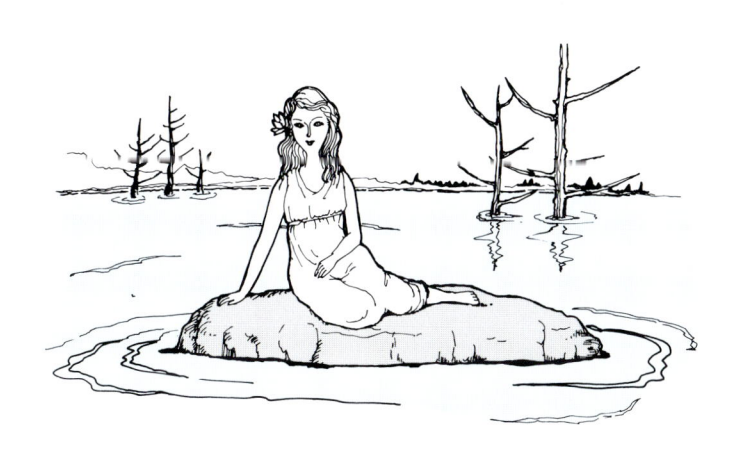

　北欧に，その昔妖精オンディーヌ一族の娘を裏切った若者が，掟の呪いによって身体の自動的な働きを奪われてしまったという伝説がある．その若者は，意志の力なくしては心臓を動かすことも，呼吸することもできなくなってしまった．眠ったらすべてが止まってしまう．"オンディーヌの呪い Ondine's curse"の伝説である．呼吸中枢の障害で眠ると換気が低下し，これに似た状態になることがある．"オンディーヌの呪い"症候群と呼ばれる．

● 睡眠時無呼吸症候群 sleep apnea syndrome

　健康なヒトでも，とくに高齢者では，眠っている間のレム睡眠期に無呼吸（10秒以上の呼吸停止）が認められる．しかし，1晩に30回を超えたり，1時間に5回を超えるようなことはない．睡眠中にこれ以上頻回に無呼吸が起こる場合は，睡眠時無呼吸症候群といわれ，脳波で slow wave sleep と呼ばれるノンレム睡眠期の呼吸が安定している時期にも無呼吸発作が起こる．これには，上気道の閉塞によって生じる「閉塞型」と，呼吸中枢障害によって生じる「中枢型」とがある．閉塞型は，肥満した，よくいびきをかくヒトに多く，胸郭の呼吸運動は止まっていないのに，気流が止まる．典型的なものは，ディッケンズの「二都物語」に登場する太ったピックヴィック少年をモデルにした「Pickwickian 症候群」である．中枢型の典型は，「オンディーヌの呪い症候群」と呼ばれるもので，胸郭の動きも気流も止まる．実際の臨床では，閉塞性・中枢性の混合型が多い．

17. $PaCO_2$ の低下をみたら
——肺胞過換気はどんなときに起こるのか

1 中枢神経系疾患、
 脳炎・脳卒中・髄膜炎
 脳腫瘍

2 精神的原因
 不安・ヒステリー・過呼吸症候群
 疼痛

3 低酸素血症
 肺線維症・肺梗塞・高地肺
 水腫・成人呼吸窮迫症候群
 (ARDS)・心不全・左右シャントの
 ある心不全

4 薬剤
 サリチル酸中毒・アミノフィリン・
 カフェイン・プロゲステロン

5 他 — 妊娠・発熱・甲状腺
 機能亢進症・肝硬変・
 レスピレータの過換気

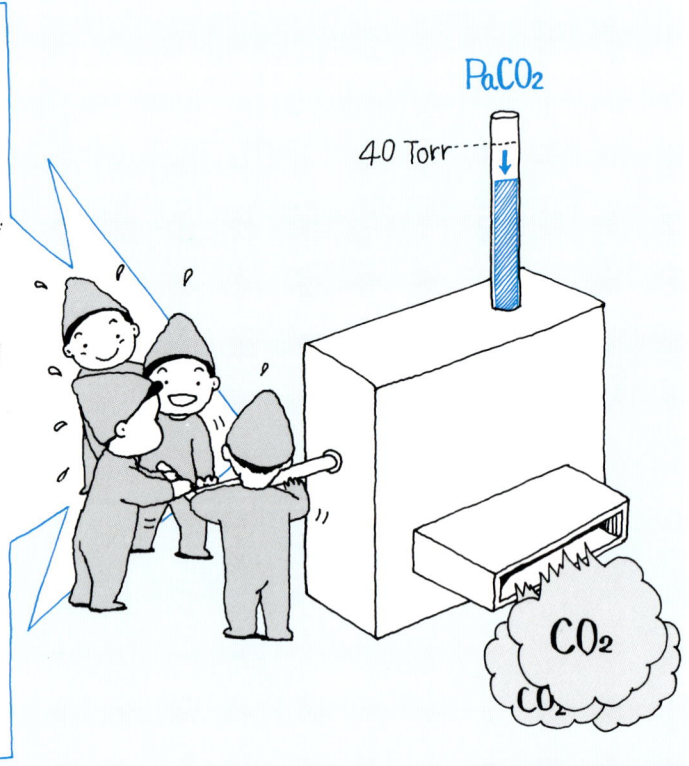

$PaCO_2$ の低下は，さまざまな原因によって呼吸中枢の活動が亢進することによって，肺胞換気量が炭酸ガス産生量に見合う量以上に増加したからにほかならない．

大脳皮質の刺激によって起こる呼吸中枢の亢進には興奮や痛みがあるが，病的なものでは心因性ストレスによる過呼吸症候群や脳血管障害によるものがある．

呼吸器疾患では，肺塞栓症，肺うっ血，肺水腫，間質性肺炎などで，しばしばみられる．これらは，ほとんどが PaO_2 の低下も伴っており，低酸素状態による換気刺激もあるが，基本になるのは肺内の受容器の刺激によるものである．

後で述べるように，$PaCO_2$ は酸・塩基平衡の因子の1つでもある．そのため，種々の原因による代謝性アシドーシスは，換気を増加させて $PaCO_2$ を低下させる．

18. $PaCO_2$ の上昇をみたら
——肺胞低換気はどんなときに起こるのか

1 呼吸器疾患
肺炎・結核・肺癌・気胸・肺気腫・喘息・胸郭成形術・上気道閉塞・原発性肺胞低換気症候群

2 神経・筋肉系疾患
ポリオ・筋ジストロフィー・重症筋無力症・ギランバレー症候群・脳炎・髄膜炎など
中枢神経抑制剤（眠剤・麻酔・鎮静剤）

3 循環器疾患
うっ血性心不全・肺水腫

4 他 ——レスピレータ調節不全

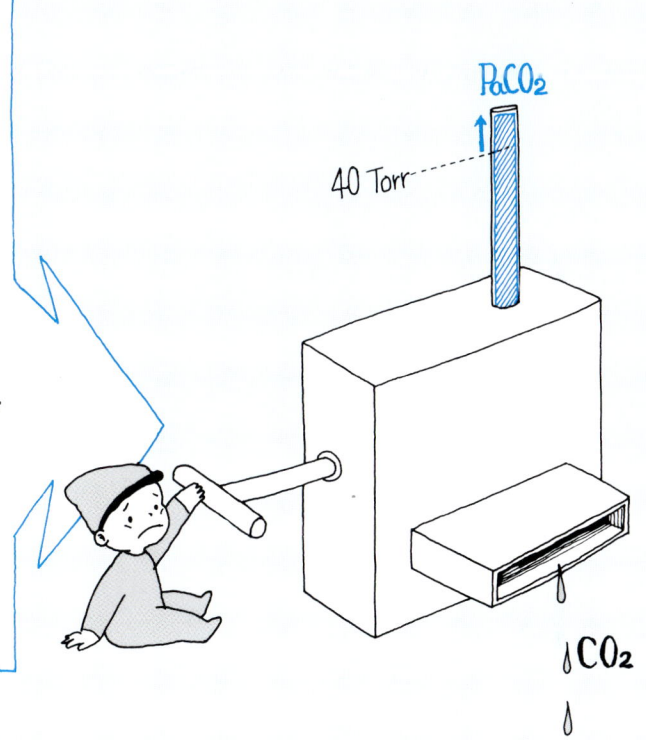

$PaCO_2$

40 Torr

↓CO_2

　$PaCO_2$ の上昇は，炭酸ガス産生量に見合うだけの肺胞換気量が得られないこと，すなわち肺胞低換気によって生じる．$PaCO_2$ は，小児から高齢者まで 40 Torr と一定している．そんな $PaCO_2$ が，上昇したままになっている場合には，それなりの原因がある．肺胞低換気が持続する原因には大きくわけて3つの場合がある．次頁の図をみながら理解しよう．

　第1は，呼吸中枢からの換気命令が十分でない場合だ．これには，延髄の呼吸中枢自身の障害の場合もあるが，鎮静剤による抑制効果や，前に述べた代謝性アシドーシスとは逆に，代謝性アルカローシスによって起こることもある．

　第2は，呼吸中枢から命令が出されていても，横隔膜や胸郭の呼吸筋に命令が伝わらない神経の障害や，呼吸筋自身の障害だ．

呼吸仕事量にうち勝つ換気の力

呼吸筋力　　　呼吸中枢

呼吸仕事量　　神経　　ON

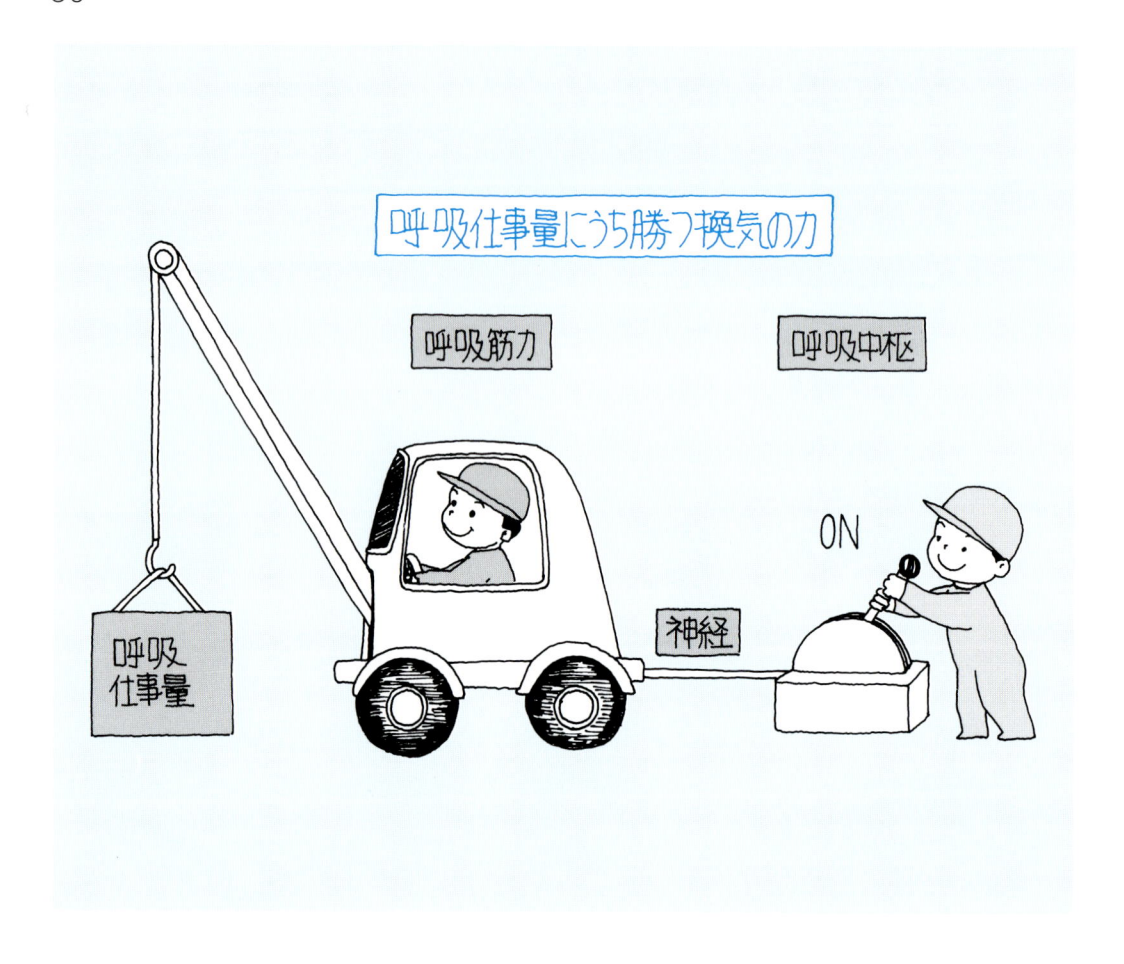

　第3は，呼吸器の疾患にみられるもので，肺が硬く広がりにくくなったり（コンプライアンスの低下と呼ばれる），気管支が狭く空気が通りにくくなったり（気道抵抗の増大と呼ばれる）して，換気を維持するために必要な労力（呼吸仕事量と呼ばれる）が増し，ついには呼吸筋が疲労してしまう場合だ．呼吸筋疲労といっている．

　ヒトは，$PaCO_2$の上昇には，我慢できない．それなのに，$PaCO_2$が40 Torr以上に上昇したままのときには，それなりの事情がある．$PaCO_2$の高い患者をみたら，その理由がどこにあるかを，考えるようにしよう．では，こうした患者は，なぜCO_2の蓄積に我慢できるのだろうか．それは，このような患者ではCO_2の持続的な蓄積によって，呼吸中枢がすでに鈍感になってしまっているからだ．もし，中枢が鋭敏のままだったら苦しくて仕方がないだろう．人体のもっている自然の摂理ともいうべきものだ．

19. 呼吸仕事量の増大と呼吸筋の疲労

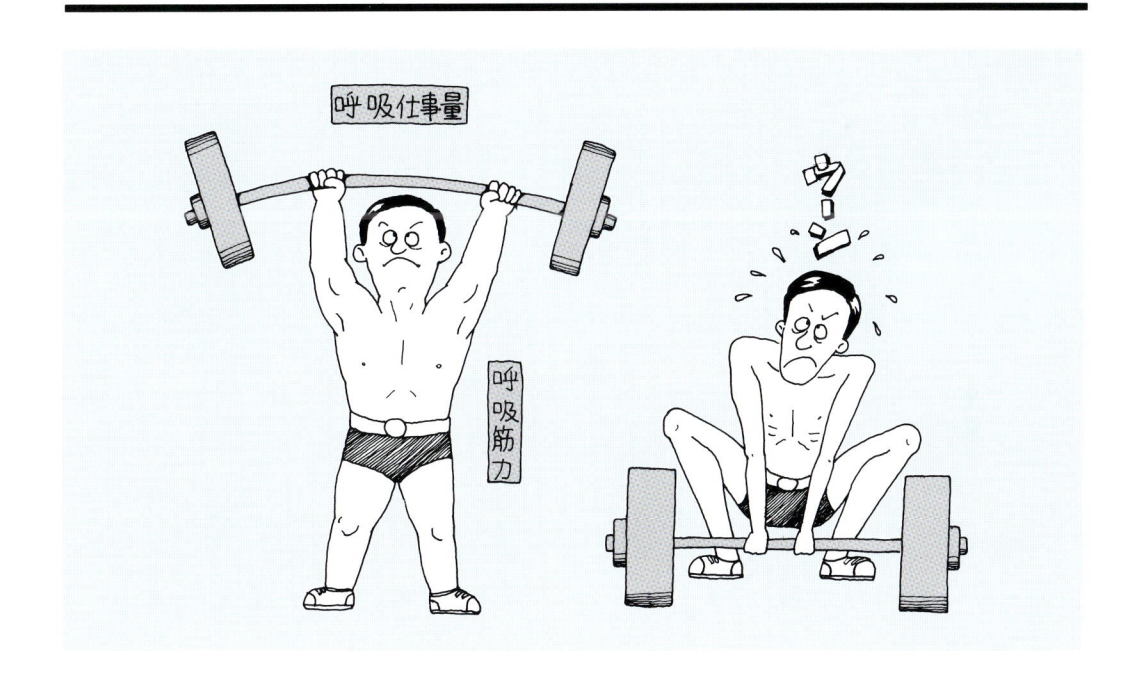

　生命を維持する肺の換気運動と心臓の収縮運動の違いを考えてみたことがありますか？
　1つは，肺の動きは意志という大脳の働きで速くしたり遅くしたり調節できるのに，心臓の収縮はそれができないことだ．もう1つは，心臓はそれ自身で動けるのに，肺はそれ自身では全く動くことができないことだ．最終的に肺を動かして換気させているものは，肺ではなく，横隔膜や肋間筋などの呼吸筋なのだということを頭に刻み込もう．骨格筋とは違って，眠っている間も休みなく働き続ける筋肉なのだから，負担が大きければくたびれてしまう．わずか，1cm水柱の圧力でも150mlも膨らむ柔らかな肺が硬くなったり，気道が空気の出し入れに通りにくくなって，慢性的に呼吸仕事量が増えれば疲労が起こるのは当然である．
　低酸素血症は吸入気の酸素濃度を増やすことでしのぐことができても，呼吸筋疲労による肺胞換気量の低下による高炭酸ガス血症は，まことに厄介な出来事なのだ．呼吸筋疲労の身体的兆候は，お腹の動きに注意しよう．お腹が通常とは逆に，吸気時にへこみ呼気時に膨らむなら，まさしく横隔膜の筋肉が疲労した兆候であり，要注意である．こうした患者へは，レスピレータによる補助によって呼吸筋を休ませるか，そうした事態にならないように呼吸筋の強化トレーニングがあるが，限度がある．

20. 換気を維持するレスピレータ

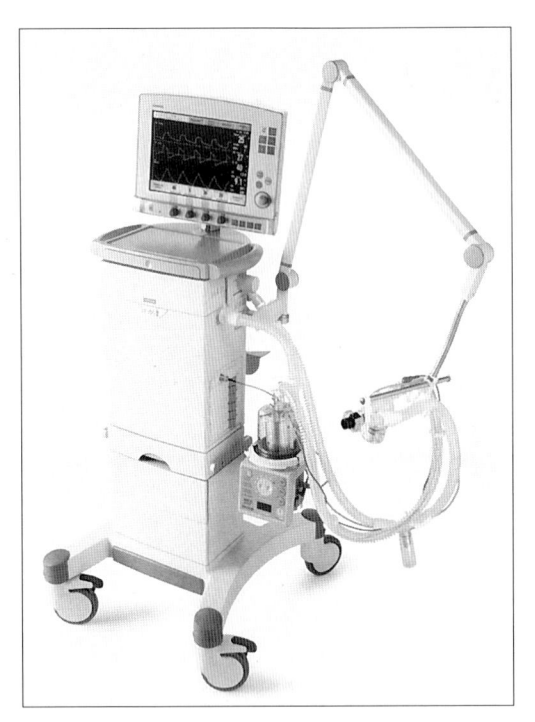

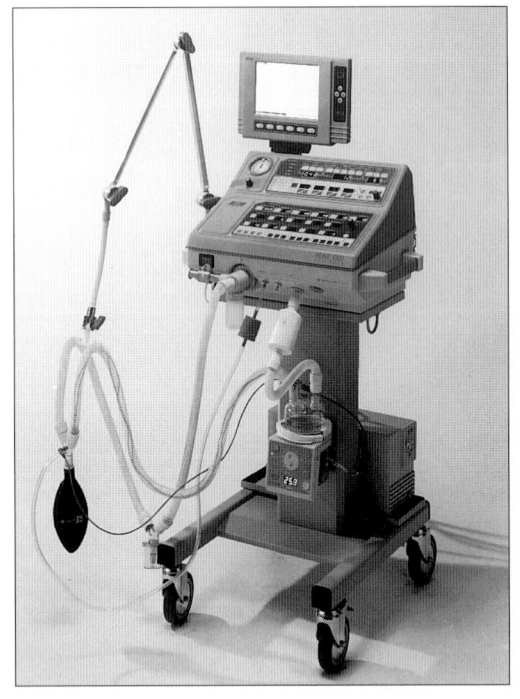

レスピレータ（左は SIEMENS 社製 Servo^i，右は米国ベアーメディカル社製 BEAR-1000）

　レスピレータは，自発的な換気によっては，もはや生命を維持するのに必要な肺胞換気量が得られなくなったときに使う機械だ．

　レスピレータでは，自発的な換気運動はそのまま生かして，不足している分だけ補う方法（補助呼吸）や，自発的な呼吸が止まっている状態で必要な換気量のすべてを与える方法（調節呼吸）など，いくつかの使い方がある．どの方法をとろうと，機械で人工的に換気をコントロールすることは，自然な呼吸運動とは大変異なるものである．

　その第1は，肺に空気を吸い込むことと，押し込むことの違いだ．第2は，おそらくわれわれがまだ知らないことも含めて，さまざまな生体の情報を生体自身がモニターしながら行う自然の換気運動と，$PaCO_2$などほんのわずかの情報を他人がモニターしながら行う人工換気の違いだ．

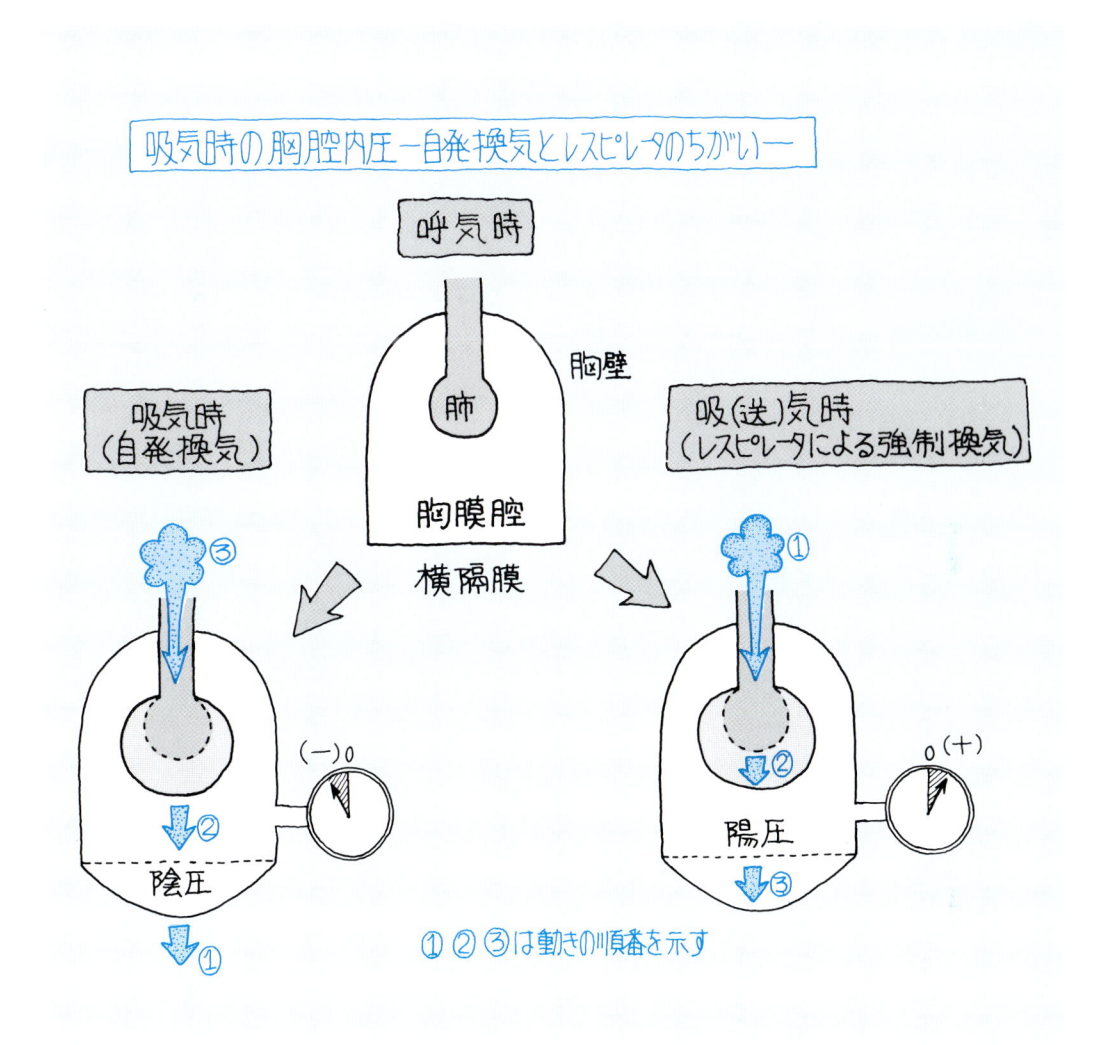

吸気時の胸腔内圧 ―自発換気とレスピレータのちがい―

呼気時

胸壁／肺／胸膜腔／横隔膜

吸気時（自発換気）　　　　　　　　**吸(送)気時（レスピレータによる強制換気）**

陰圧 (−)0　　　　　　　　　　　　　　　陽圧 0(+)

①②③は動きの順番を示す

　自発換気ではまず胸郭が広がり，胸膜腔は陰圧（大気圧より低いという意味だ）となって，肺が広がり口のほうから空気が吸い込まれてくる．レスピレータでは，陽圧（大気圧より高いという意味）で空気を気道に押し込み，その結果，肺が膨らみ，胸郭が広げられるのだ．ここでは，気道や肺胞の圧は大気圧よりも高くなって，同じ胸腔の中にある大静脈を圧迫して心臓への血液の戻りを減らしたり，バロトラウマ(barotrauma，直訳すれば"空気による外傷"）と呼ばれる気胸を起こしたりする．

　レスピレータを使うときには，$PaCO_2$を指標に適正な換気量が得られるように機械を調節するが，それだけでは十分ではない．気道内圧が高すぎはしないか，血圧への影響はどうかなど，いつも陽圧呼吸の影響を心に刻みながら注意深く患者を見守る必要がある．

21. レスピレータのダイアル設定

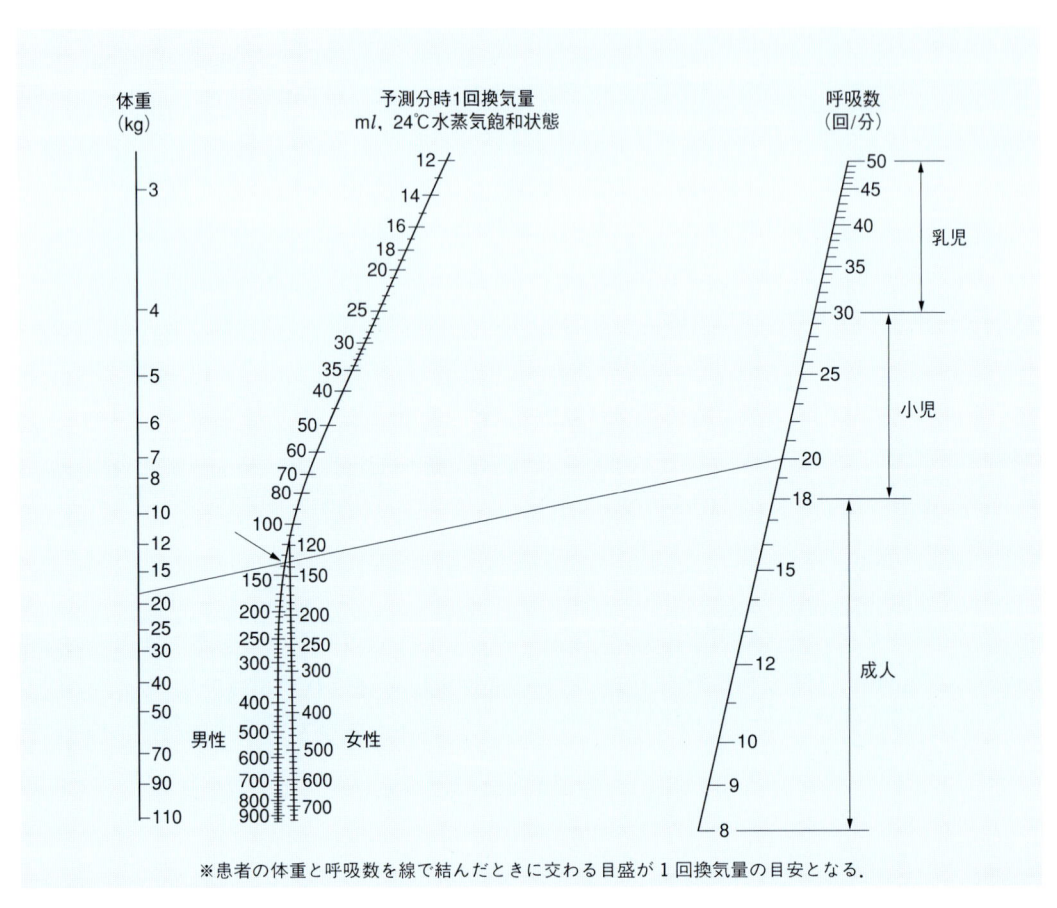

体重
(kg)

予測分時1回換気量
ml, 24℃水蒸気飽和状態

呼吸数
(回/分)

乳児

小児

成人

男性　女性

※患者の体重と呼吸数を線で結んだときに交わる目盛が1回換気量の目安となる.

　レスピレータでは，われわれが知りたい肺胞換気量を直接に知ることはできない．機械で調節することのできるのは，1回換気量か1分間換気量，それに呼吸回数である．そこで，最初の設定とその後の調節が重要になる．

　標準の成人では，必要な肺胞換気量は1分間4.5 l ほどだ．呼吸回数を20回とすれば，必要な1回の肺胞換気は220〜230 ml．死腔の量を100 ml（気管内挿管されている場合）程度とすれば，1回換気量は350 ml 程度でよいことになる．1分間換気量を7〜7.5 l，呼吸回数を20回，これはよく使う設定である．しかし，年齢や体重など相手によって設定は当然異なる．一般に呼吸回数は，小児では多く，高齢者では少なくして，1回換気量は体重によって決める．適正な1回換気量と呼吸数を求めるために上のラドフォード(Radford)のグラフがよく使われるが，およその初期設定として1回換気量7〜9 ml×体重 kg，呼吸数12〜16回/分で開始してよい．

22. PaCO₂とレスピレータの調節

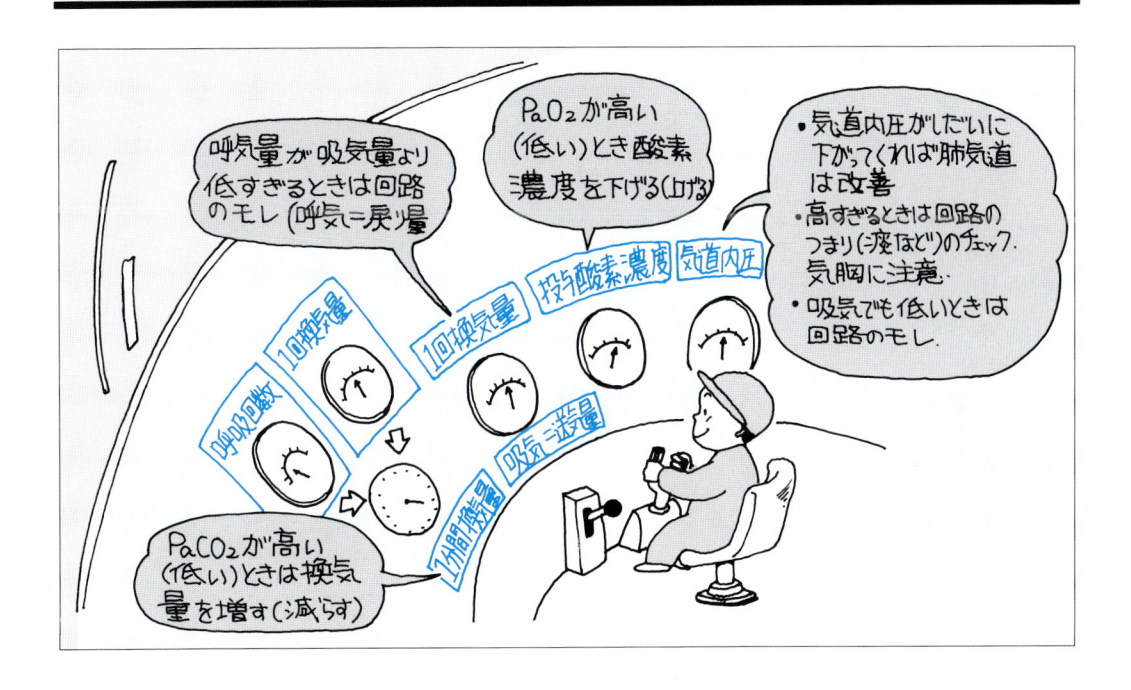

　レスピレータが開始された後は，PaCO$_2$の値をみながら，それが 40 Torr に近づくように，すなわち適正な肺胞換気量が得られるように，1回換気量と呼吸数を調節していく．このとき，大切なことを幾つかあげておこう．

　レスピレータでは，換気のすべてが機械と医師に委ねられる．

　従量式レスピレータでは，気道内圧をいつもチェックしよう．30 cmH$_2$O 以上にもなるときは，循環系への影響やバロトラウマが起こりやすい．1回換気量を小さくすれば，気道内圧は下げられる．同じ1回換気量で，次第に気道内圧が下がってきたなら，肺が膨らみやすく，気道抵抗が小さくなってきた証拠で，肺の病気は改善に向かっている．

　従圧式のレスピレータでは，1回換気量の設定はできない．より頻回に血液ガスを測定し，PaCO$_2$を目安に換気量が適正かどうかをチェックしなければいけない．レスピロメータを回路につなぎ1回換気量を測定するとよい．

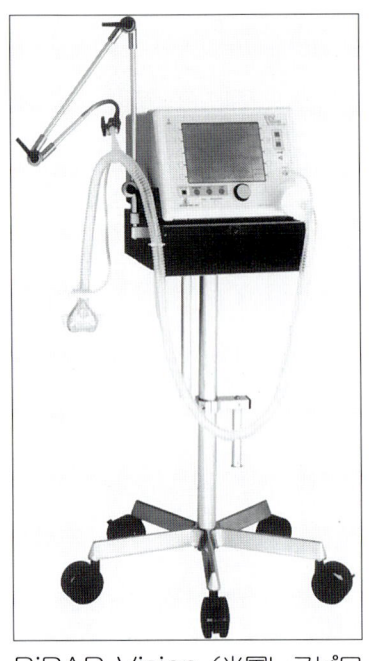

BiPAP Vision（米国レスピロ ニクス社製） 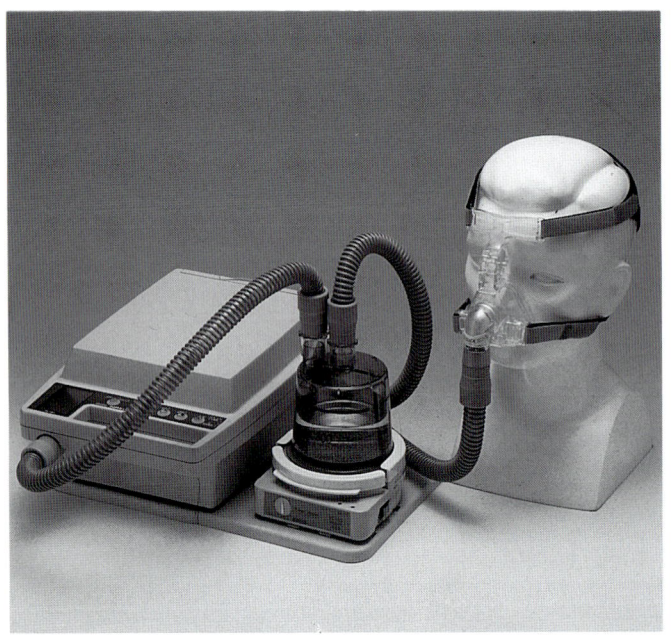　　　　NIP ネーザル（ResMed 社製）

　近年，気管内挿管および気管切開による合併症を避けるため，鼻マスクあるいは鼻・口マスクを用い，吸気と呼気の両相で2段階の陽圧をかけて換気を行う従圧式の非侵襲的陽圧換気法（NIPPV：noninvasive positive pressure ventilation）が開発され，高炭酸ガス血症を伴う患者に有効性が認められている．

　慢性呼吸不全の急性増悪に使う場合：重炭酸イオン〔HCO_3^-〕が増加しているかどうかに注意する．増加している患者では，レスピレータによる急激な換気量増加によって$PaCO_2$が下がると，pHが著しくアルカリになり，極端な場合は痙攣などを引き起こすことがある．〔HCO_3^-〕の低下は，$PaCO_2$低下に比べてはるかにゆっくりしたものである．このようなケースでは，$PaCO_2$は50 Torr台にとどめた方がよい．

23. 呼吸促進薬はどんなときに使うのか

薬品名	単位	使用法	備考
塩酸ドキサプラム（ドプラム®）	注射 400 mg・20 ml	1.0〜2.0 mg/kg/時点静注，最大投与量は1日2.4gまで	末梢性呼吸刺激薬
フルマゼニル（アネキセート®）	注 0.5 ml/5 ml	初回 0.2 mg 緩徐に静注，投与後4分以内に覚醒状態が得られない場合には 0.1 mg 追加，以後必要に応じて1分間隔で 0.1 ml ずつ総投与量1mgまで，ICUでは2mgまで	中枢性呼吸刺激薬
ジモルホラミン（テラプチク®）	静注 45 mg/3 ml 筋注 30 mg/2 ml	筋注1回 30〜60 mg，皮下・筋注 静注1回 30〜45 mg	中枢性呼吸刺激薬

　呼吸促進薬は，呼吸中枢を直接あるいは間接的に末梢化学受容体を介して刺激することにより，換気量を増やすために使われる．しかし，呼吸筋に障害があったり，呼吸仕事量の増加に呼吸筋が対応しきれず呼吸筋疲労が明らかな場合には原則として使わない．駄馬にムチ打つようなものだからだ．この場合は，レスピレータによって換気を補助し，呼吸筋を休ませることが大切である．最もよく使われるのは，$PaCO_2$が上昇している低酸素血症の患者に酸素吸入をするときに，換気が抑制されないように塩酸ドキサプラムが用いられている．

　呼吸促進薬は，交感神経の刺激作用や呼吸以外の中枢刺激作用があるため，副作用に注意して使わなければならない．

第3章

PaO_2 と酸素療法

24. 動脈血酸素分圧（PaO_2）を規定する3つの要因と6つの因子

要因		因子	PaO_2	$PaCO_2$	病態・疾患例	治療への応用
環境	1	大気圧（P_B）	○		高地	高圧酸素療法
	2	吸入気ガス濃度（F_I）	○		酸欠環境	酸素吸入
肺胞換気量	3	肺胞換気量（$\dot{V}_A$） 1回換気量（V_T） 呼吸数（RR） 死腔量（V_D）	○	○	・呼吸中枢異常 ・呼吸抑制剤投与 （麻薬・睡眠薬、ときに高濃度酸素投与） ・疾患による呼吸仕事量の増加と呼吸筋の疲労	呼吸刺激剤 レスピレータ
肺胞レベルのガス交換	4	換気血流比（$\dot{V}_A/\dot{Q}_C$）	○		痰貯留・肺炎など	
	5	ガス拡散能力（D_L）	○		肺うっ血・間質性肺炎	
	6	静脈性短絡率（$\dot{Q}_S/\dot{Q}_T$）	○		肺水腫・無気肺（初期）	

　前章で勉強したように，$PaCO_2$は肺胞換気量という，たった1つの因子によって決められるものであった．しかし，PaO_2ははるかに複雑である．PaO_2は，肺胞換気量だけでなく，前に述べた環境の要因と，肺胞レベルでのガス交換要因が強く影響する．環境要因としては大気圧と酸素濃度の2つの因子が，肺胞でのガス交換要因としては換気血流比，拡散能力，静脈性短絡（シャント）の3つの因子である．あわせて6つの因子がそれぞれPaO_2の値に影響している．この章では，これらについて勉強してみよう．

25. 大気から細胞までの酸素の旅
——酸素分圧（PO$_2$）の変化

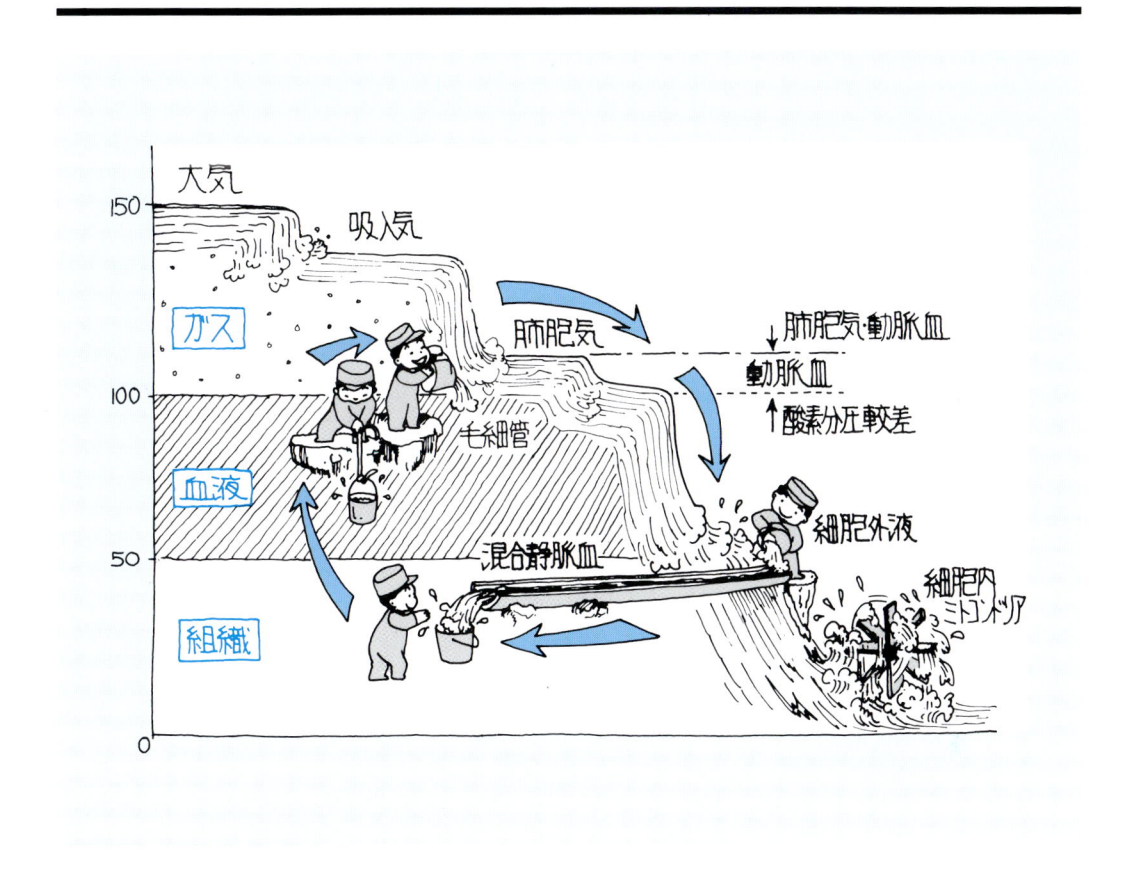

　大気の酸素分圧（P$_B$O$_2$）は 760 Torr×0.21＝159 Torr である．しかし，酸素がエネルギーを生み出す細胞のミトコンドリアへ行きつくまでに，その分圧は階段状に低下して行く．幾重にも連なる滝を水が落ちるさまにも似ていることから，O$_2$瀑布（O$_2$ cascade）ともいわれる．

　大気の酸素分圧は，気道に吸入された状態（吸入気）では，水蒸気の飽和によって 150 Torr となる．肺胞の中（肺胞気と呼ぶ）では，排出される CO$_2$ が存在するためにさらに低下する．そして肺胞気から酸素をもらった毛細血管の血液が動脈へ集中する過程では，換気血流比の不均等やシャント（短絡ともいう）などによって，また一段低下する．そして，細胞外液，細胞内液と，酸素分圧の低下は続き，最終的に利用されるミトコンドリアでの酸素分圧は，わずか数 Torr 程度のものになる．

26. 吸入気の酸素分圧（P_IO_2）

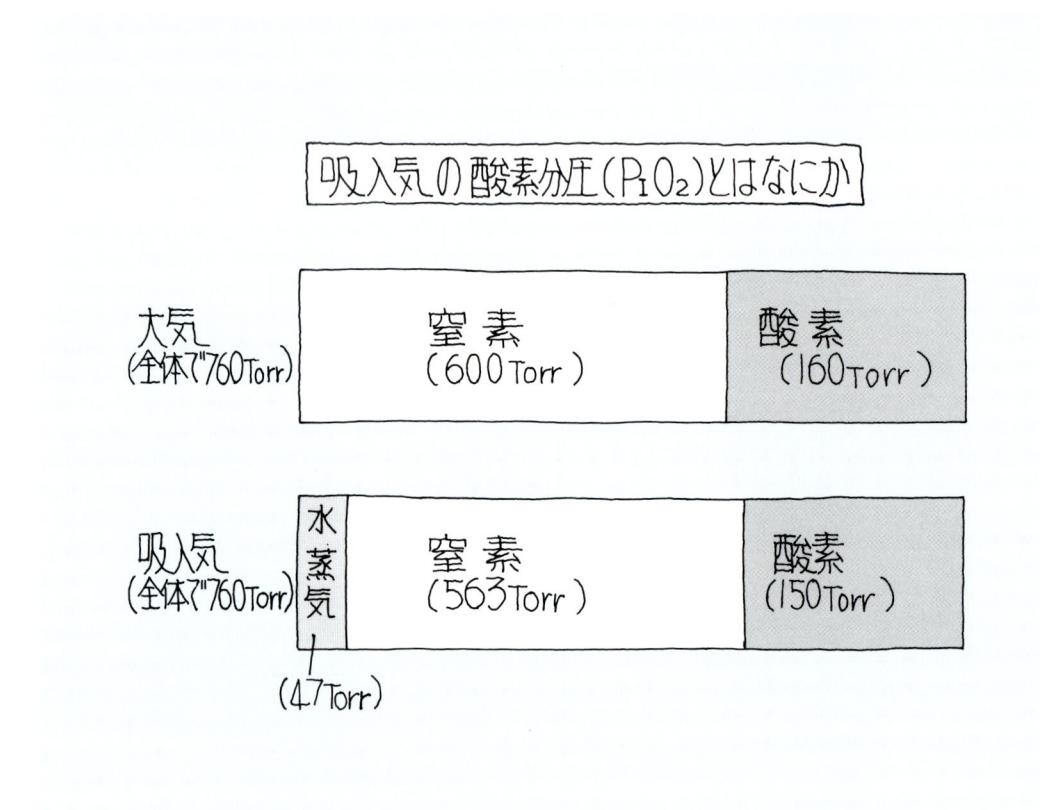

吸入気の酸素分圧（P_IO_2）とはなにか

大気（全体で760Torr）: 窒素（600Torr） ／ 酸素（160Torr）

吸入気（全体で760Torr）: 水蒸気（47Torr） ／ 窒素（563Torr） ／ 酸素（150Torr）

　気道の中に吸入された空気（吸入気と呼ぶ）は，身体の外の大気中の空気とは少しなかみが違っている．それは，気道の中の空気は水蒸気で飽和されていることだ．飽和水蒸気の分圧は 47 Torr である．吸入気全体の圧力はもちろん大気と同じ 760 Torr だから，残りの 713 Torr を 21 ％ の酸素と 79 ％ の窒素で分け合うことになる．したがって，吸入気の酸素分圧（P_IO_2と表わす）は 150 Torr となり，大気中の酸素分圧（P_BO_2と表わす）よりも約 10 Torr 低い．

略語説明　P_IO_2
吸入気の酸素分圧のこと．I は inspiratory air（吸入気）の略で，大文字を小さく書く．

27. 高い山では酸素が"薄い"のか

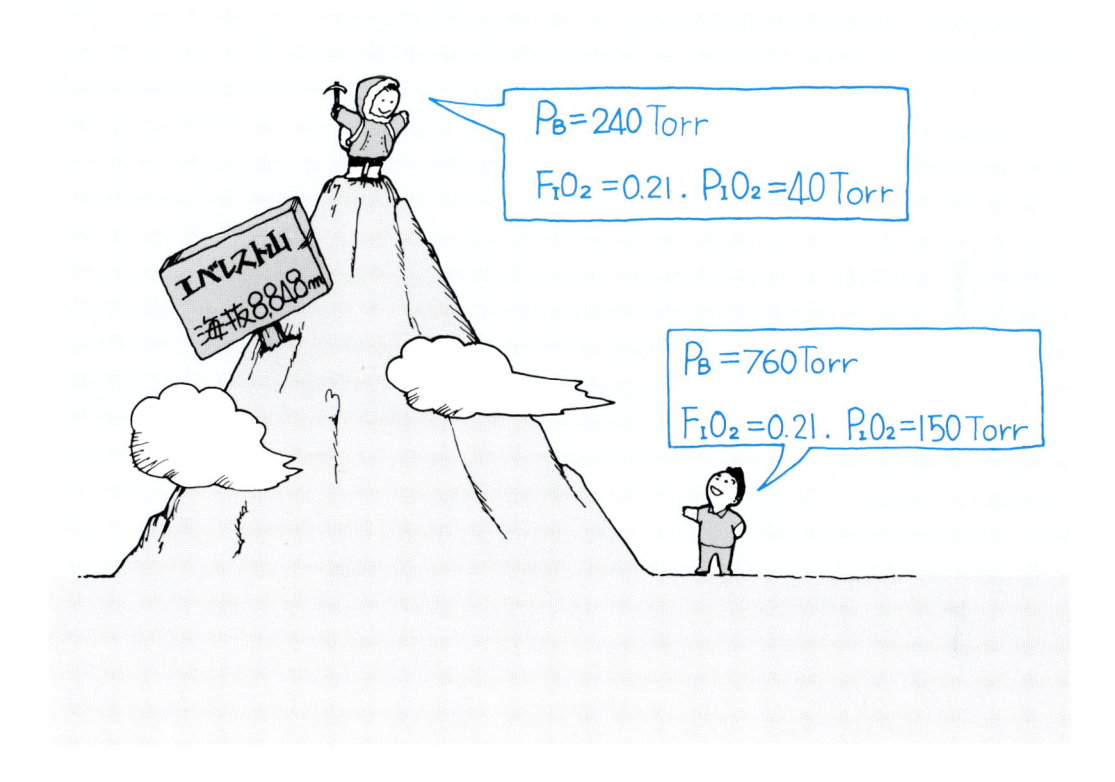

　大気の酸素濃度（分画）（F_IO_2）は 0.21，すなわち 21％である．気道に吸入された**吸入気の酸素分圧（P_IO_2）は，大気圧（P_B）から飽和水蒸気圧 47 Torr を差し引いた残りの 21％**となる．大気圧を 760 Torr とすれば $P_IO_2 = (760-47) \times 0.21 = 150$ Torr である．
　一般式で書けば，

$$P_IO_2 = (P_B - 47) \times F_IO_2 \quad \cdots ①$$

で求められる．高い山では酸素が"薄い"という．本当だろうか．実は，濃度が"薄い"のではなく，気圧が低いのである．①式でいうと，P_B が小さくなるのであって，濃度（分画）F_IO_2 はやはり，0.21 で，平地とかわらない．反対に，高圧酸素療法室などでは，P_B が大きくなる．仮に 3 気圧（2280 Torr）とすれば，吸入気の酸素分圧 P_IO_2 は 469 Torr となる．

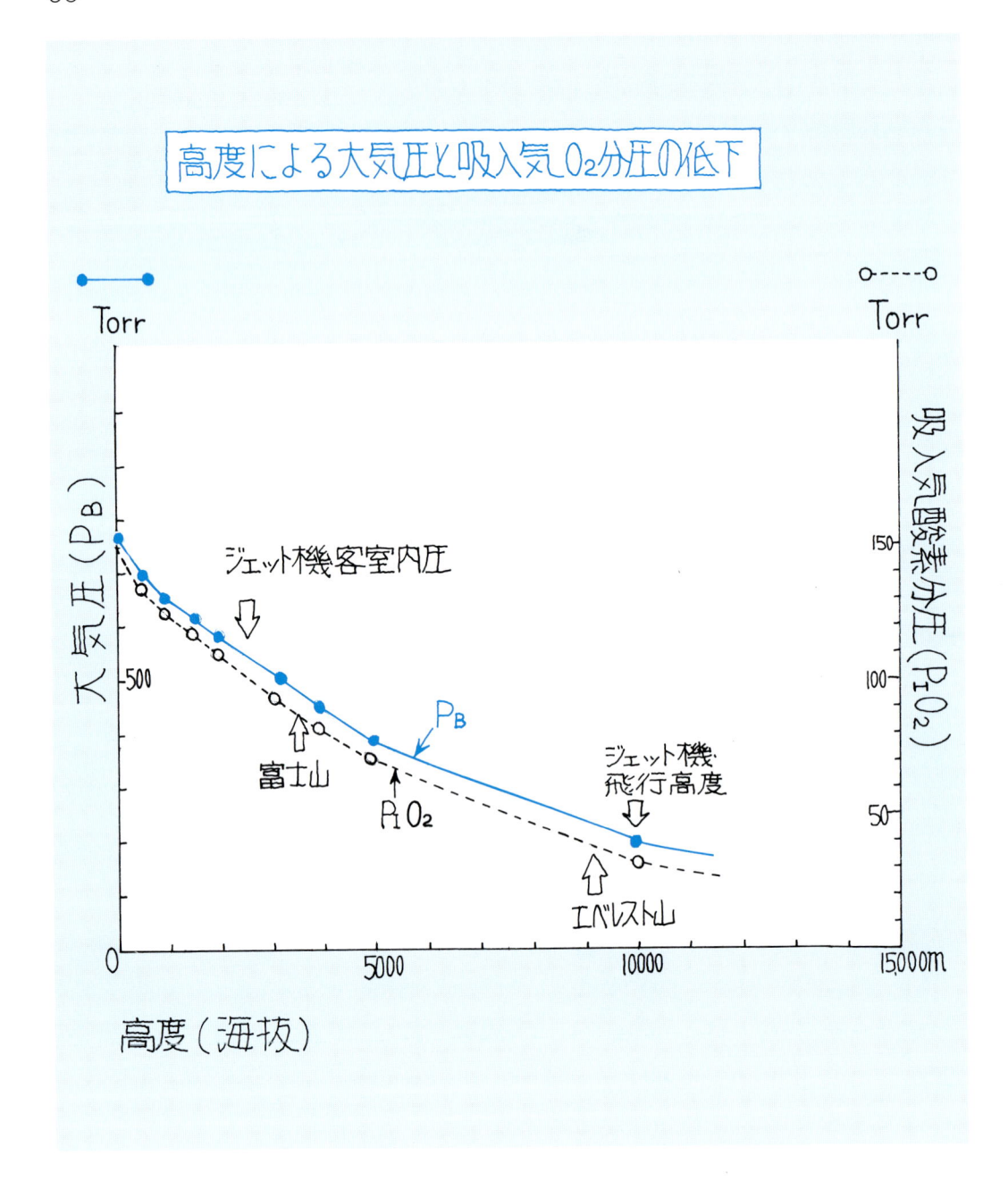

高度による大気圧と吸入気 O_2 分圧の低下

図：横軸 高度（海抜）0〜15000 m、左縦軸 大気圧 P_B (Torr)、右縦軸 吸入気酸素分圧 P_IO_2 (Torr)。ジェット機客室内圧、富士山、P_IO_2、P_B、ジェット機飛行高度、エベレスト山の位置を示す。

　高度によって大気圧は図のように低下する．日本のように人の住む場所がほとんど海抜 300 m 以下の場合は，吸入気 O_2 分圧にはあまり影響がない（海抜 300 m で，P_B＝733 Torr，P_IO_2 144 Torr である）．しかし 3000 m の高地では吸入気 O_2 分圧は 100 Torr と，海面上の 150 Torr に比べて 50 Torr も低くなる．このような高地に住む人々は，種々の適応反応によって生存が可能となっている．

飛行機の客室内は1気圧か―日航機事故に考える

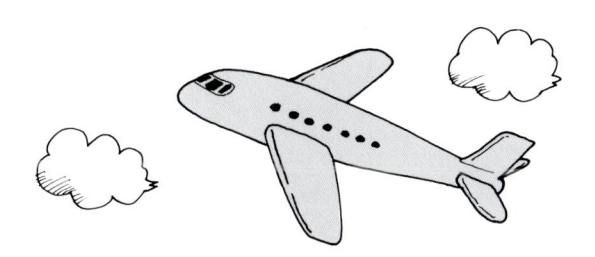

　ジェット旅客機が通常の飛行高度である1万mの高さを飛んでいるとき，客室内の気圧はおよそ900〜2400mの高さの大気圧と同じになるように調整されている．すなわち P_B は692〜567 Torrであり，決して1気圧（760 Torr）ではないのである．1気圧にしないのは機体内外の気圧差を多少とも少なくして，機体に負担をかけないようにするためだそうである（日航機事故の報道から）．

　飛行機旅行は健康人にはなんらの障害もないが，心肺機能に障害のある人では機内の圧力が1気圧より低いため注意を要する．1982年，アメリカの救急医療専門委員会は，このような人々が「22500フィート（6750メートル）以上を飛行する際は，酸素吸入を受けるべきである」と勧告している．

高地における体の慣れと2,3-DPG

　高地では P_IO_2 が低いのに，どうして生きていけるのだろうか．生体の適応反応の中にはいろいろなものがある．組織に酸素を運ぶ赤血球やヘモグロビンの量が増えたりすることもその1つである．赤血球のなかには2,3-DPG（2,3-ジホスホグリセリン）と呼ばれる物質があって，1970年頃ヘモグロビンが組織へ酸素を運ぶ上でこれが重要な役割を果たしていることがわかってきた．この物質が増えると，ヘモグロビンは組織によりたくさんの酸素をわたすことができる(75頁参照)．高地に生活するヒトの赤血球には，2,3-DPGの多いことが知られている．

　以前，J.B. Westという有名な呼吸生理学者が，エベレストの標高6000mにキャンプを張って，高地の生理学（high altitude physiologyという）の実験をしたとき，研究者の一行はヘリコプターを使わず，6ヵ月もかかってわざわざ麓から登って行った．慣れが大切だからである．また，オリンピックのマラソン選手が，大会前に高地でのトレーニングを行うのも，赤血球やヘモグロビン，2,3-DPG量を増やすことにより，効率のよい酸素の受け渡しができる体に鍛えるためである．

28. 肺胞気の酸素分圧（P_AO_2）
——炭酸ガスが加わってさらに低い

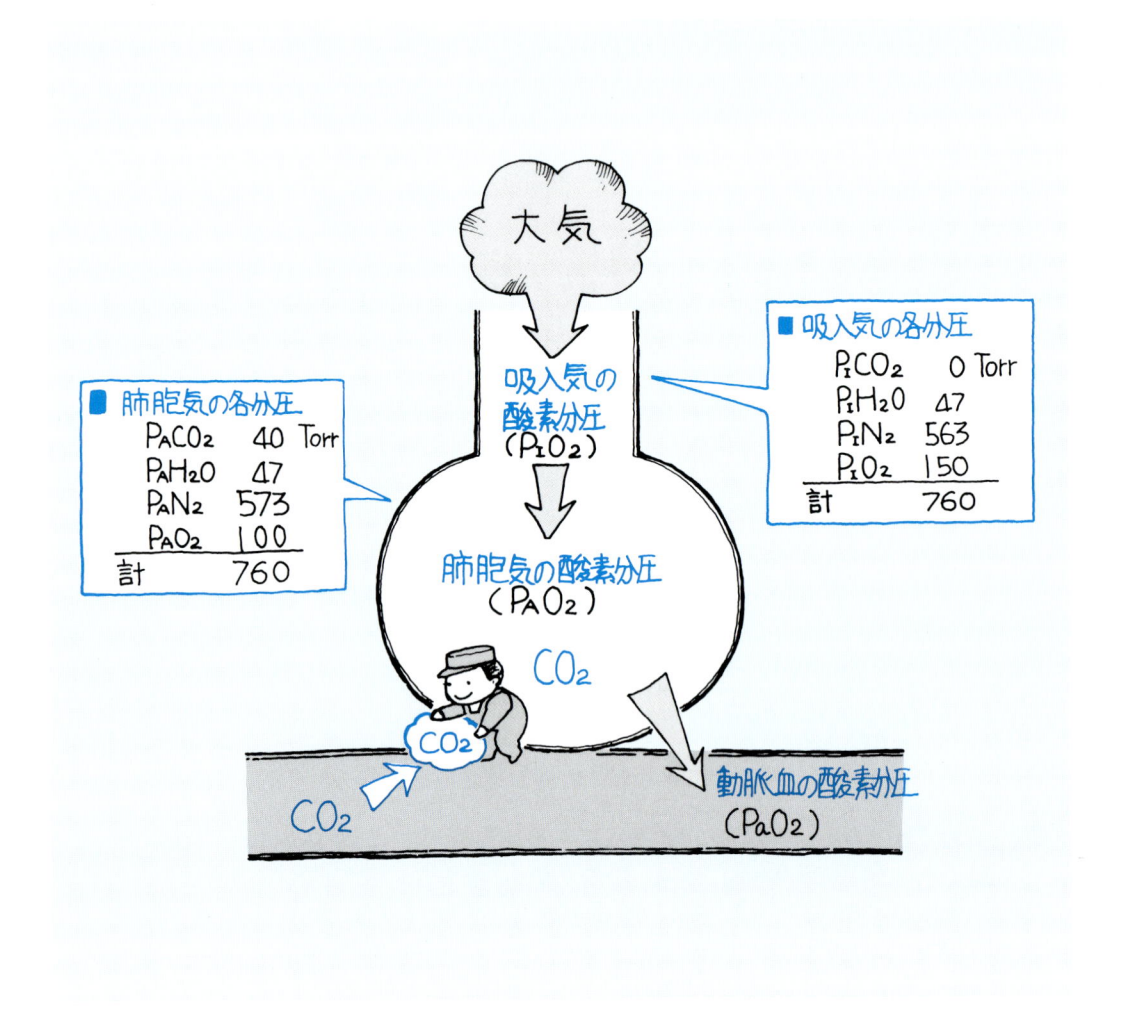

■ 肺胞気の各分圧
P_ACO_2　40 Torr
P_AH_2O　47
P_AN_2　573
P_AO_2　100
計　760

■ 吸入気の各分圧
P_ICO_2　0 Torr
P_IH_2O　47
P_IN_2　563
P_IO_2　150
計　760

大気
吸入気の酸素分圧（P_IO_2）
肺胞気の酸素分圧（P_AO_2）
CO_2
動脈血の酸素分圧（P_aO_2）

　肺胞のなかの空気の酸素分圧（P_AO_2）は，吸入気の酸素分圧（P_IO_2）と同じではない．なぜなら，肺胞内にはたえず血液中からCO_2が排出されるため，そのぶんだけP_AO_2は小さくなっているはずである．実際に測定することは難しいが，理論上，次のような式（肺胞式 alveolar equation と呼ばれる）によって示される．

　肺胞気酸素分圧（P_AO_2）
　　　　＝吸入気酸素分圧（P_IO_2）－炭酸ガスなど肺胞での ガス交換の影響分

ここで，炭酸ガスなどの ガス交換の影響分 は，

$$\boxed{\dfrac{\text{肺胞気}\,CO_2\text{分圧}}{\text{呼吸商}} \times [1 - O_2\text{濃度} \times (1-\text{呼吸商})]}$$ と表わされる．

ここで，肺胞気 CO_2 分圧（P_ACO_2）は動脈血 CO_2 分圧（$PaCO_2$）として差し支えなく，呼吸商（R）0.8 なので

$$= \dfrac{PaCO_2}{0.8} - \dfrac{PaCO_2}{0.8} \times F_IO_2 \times 0.2$$

ここで，第2項は小さい（室内気では約2 Torr）ので省略すると

$$= \dfrac{PaCO_2}{0.8}$$

すなわち，$\boxed{P_AO_2 = P_IO_2 - \dfrac{PaCO_2}{0.8}}$ となる

$PaCO_2$ が正常値 40 Torr の場合，P_AO_2 は P_IO_2 より 50 Torr 低くなる．室内気では，$P_IO_2 = (760-47) \times 0.21 = 150$ であったから，P_AO_2 は 100 Torr である．

なぜ $P_ACO_2 = PaCO_2$ なのか

炭酸ガスは次頁に述べる酸素と違って，きわめて容易に血流から肺胞の中に排出される．そこで，$P_ACO_2 = PaCO_2$ として差し支えないのだ（正確には P_ACO_2 と $PaCO_2$ には，わずかに差がある）．前章で，「$PaCO_2$ は肺胞でのガス交換機能には無関係で，肺胞換気量だけが問題となる」といったのは，そのためだ．

酸素濃度（F_IO_2）の，肺胞式の第2項への影響

肺胞式の第2項は小さいから臨床上は，省略してよい．しかし，実際には，どのくらいの大きさになるのだろうか．仮に，$PaCO_2$ を 40 Torr としたとき，室内気（$F_IO_2 = 0.21$）では，約 2 Torr，50% O_2（$F_IO_2 = 0.5$）では，5 Torr，100% O_2（$F_IO_2 = 1.0$）では，10 Torr の大きさだ．

略語説明 P_AO_2

肺胞気の酸素分圧のこと．A は alveolar（肺胞）の略で，大文字を小さく書く．小文字の場合は arterial（動脈）の略と約束されている．

29. 動脈血酸素分圧（PaO_2）は肺胞気酸素分圧（P_AO_2）よりさらに低い

■ $AaDO_2$をもたらす要因
―― "肺胞レベル"のガス交換要因 ――
① 換気血流比（$\dot{V}_A/\dot{Q}_C$）の不均等分布
② ガス拡散能力
③ 静脈性短絡（シャント）の存在

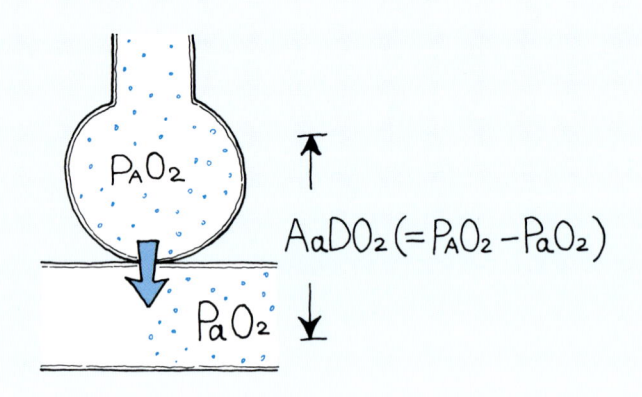

P_AO_2 ↑
$AaDO_2 (= P_AO_2 - PaO_2)$
PaO_2 ↓

　肺胞気の酸素分圧（P_AO_2）は，室内気では100 Torrであった．しかし，実際に測られる動脈血の酸素分圧（PaO_2）は85〜95 Torr程度のものである．この差（$P_AO_2 - PaO_2$）は，肺胞気・動脈血酸素分圧較差（alveolar-arterial difference of oxygen，$AaDO_2$）と呼ばれている．正常では室内気吸入で10 Torr以下であるが，年齢とともに増加する．呼吸器疾患では，さらに大きな値（室内気吸入で15 Torr以上）になる．

　前章で炭酸ガスは，肺胞でのガス交換が酸素に比べて容易で，換気のみが影響するといった．炭酸ガスでは，肺胞気と動脈血のガス分圧の差はほとんどみられない．すなわち，$P_ACO_2 = PaCO_2$としてよかった．

　しかし酸素分圧については，明らかな差がみられる．$AaDO_2$の存在，すなわち動脈血の酸素分圧が肺胞気より低いのは，酸素では肺胞レベルでのガス交換の要因が影響しているからである．$AaDO_2$の値は，そのまま肺胞レベルでのガス交換要因の程度を示している．換気血流比，ガス拡散能，シャントといった3つの因子である．

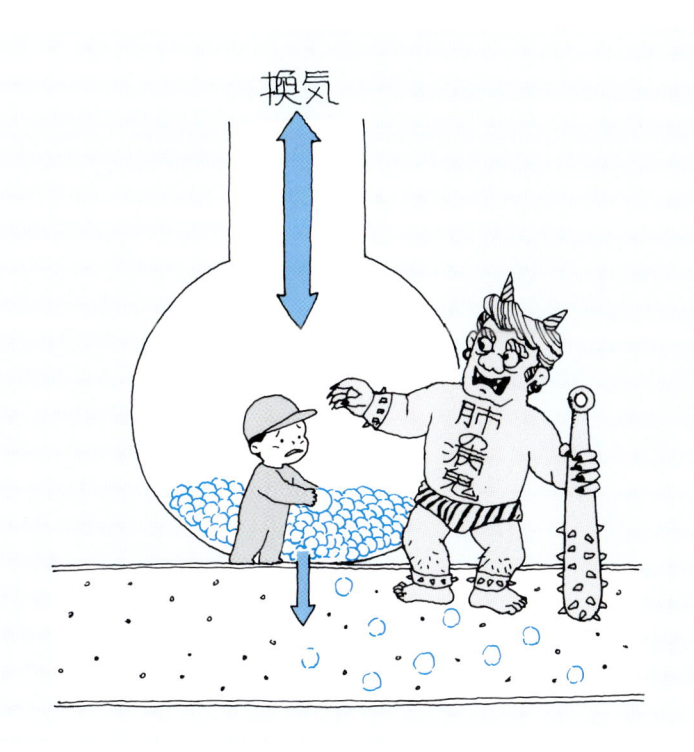

肺炎や閉塞性肺疾患などの多くの患者では，換気血流比の不均等分布が著しくなり，$AaDO_2$は大きくなる．間質性肺炎・肺線維症などでは$\dot{V}_A/\dot{Q}_c$不均等分布とともに拡散障害も関与する．シャントの増大はARDS（adult respiratory distress syndrome 成人呼吸窮迫症候群）や広範な無気肺（初期）にもみられる．とくに，ARDSでの$AaDO_2$は著しく大きい．

"肺胞レベル"のガス交換障害は太い気道の病変でも起こる

　"肺胞レベル"のガス交換障害は，肺胞腔や間質の病変によるとは限らない．例えば，太い気道が痰や異物や腫瘍によって閉塞した場合はどうだろうか．もしその領域の血流が維持されたままであるなら，その部分の換気血流比は低下し，$AaDO_2$は開大する．
　しかし，換気のない部分では血流は次第に低下して，換気血流比は正常化の方向に向かう．広範な無気肺の初期に低下したPaO_2が次第に改善していくのはそのためである．

略語説明　$AaDO_2$
　alveolar-arterial difference of oxygen（肺胞気・動脈血酸素分圧較差）の略

30. 換気血流比の正常と異常

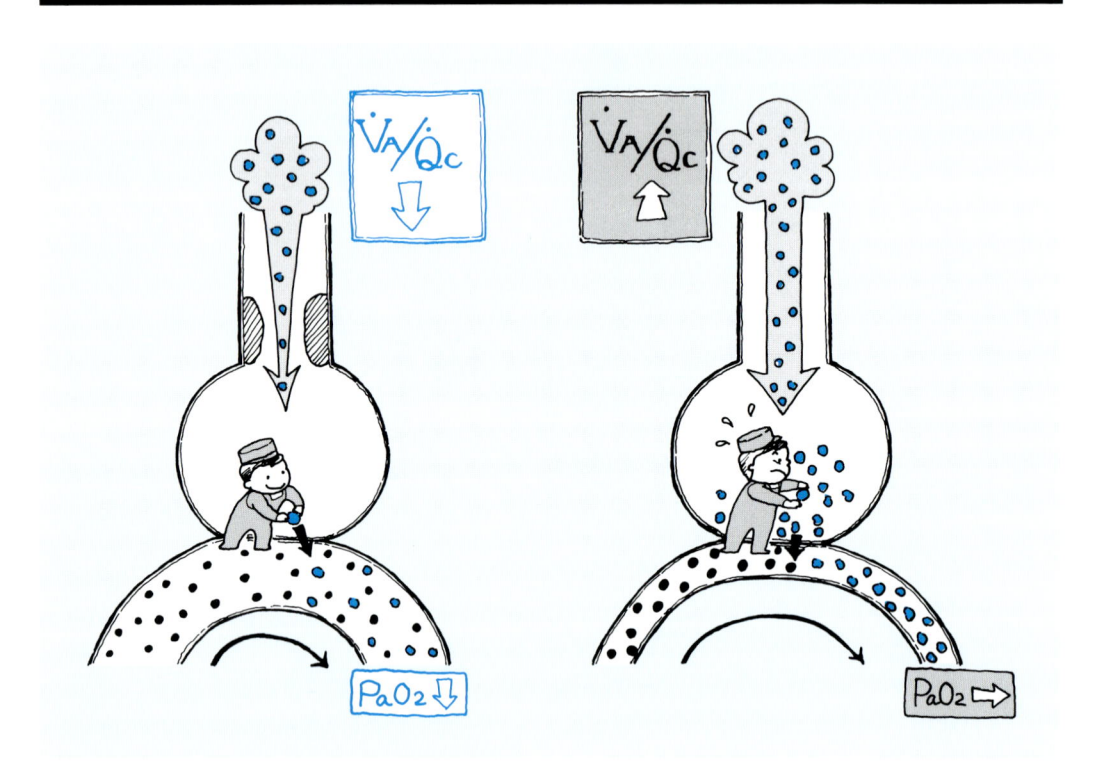

　肺胞のガス交換は，換気と血流とがほどよくバランスがとれていることが大切だ．換気が血流に比べて大き過ぎれば，余分な換気は無駄になってしまう（これは死腔効果と呼ばれる）．逆に，換気が血流に比べて小さすぎれば，十分な酸素を受け取ることができない（これはシャント効果と呼ばれる）．このような換気と血流のバランスを換気血流比（$\dot{V}_A/\dot{Q}_C$）で表わす．

　健康なヒトの肺の$\dot{V}_A/\dot{Q}_C$は，全体では0.8程度である．しかし，肺の各部でみると，上部では換気がよく，血流は少ない．したがって$\dot{V}_A/\dot{Q}_C$は大きくなっている．一方，下部では，換気よりも血流が多い．したがって$\dot{V}_A/\dot{Q}_C$は小さい．このように，$\dot{V}_A/\dot{Q}_C$は部位によって異なっているのが普通である．

　しかし，呼吸器疾患によって$\dot{V}_A/\dot{Q}_C$の分布の不均等が大きくなり，とくに$\dot{V}_A/\dot{Q}_C$が低下した部分がふえると，肺胞気のO_2分圧（P_AO_2）は正常であっても動脈血O_2分圧（PaO_2）は低下する．すなわち，$AaDO_2$は異常な大きさ（15 Torr以上）になる．呼吸器疾患における低酸素血症の原因の多くは，この$\dot{V}_A/\dot{Q}_C$の不均等分布（ミスマッチ）による$AaDO_2$の増大による．

起坐位での肺の各部位における換気血流比

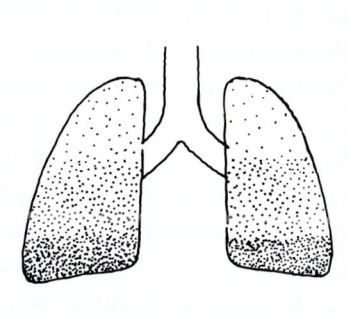

(ℓ/分)

	$\dot{V}_A : \dot{Q}_C$	$\dot{V}_A/\dot{Q}_C$
上肺野	0.6 : 0.2	3.0
中肺野	1.0 : 1.0	1.0
下肺野	2.4 : 3.8	0.6
全体	4.0 : 5.0	0.8

■ $\dot{V}_A/\dot{Q}_C$ の血液ガスに及ぼす影響

(グラフ: 横軸 PaO_2、縦軸 $PaCO_2$ Torr。$\dot{V}_A/\dot{Q}_C$ の値 0.3, 0.4, 0.5, 0.8, 0.9, 1.25, 2.2, 3.6, 5.0。0.8 のとき PaO_2=90 Torr, $PaCO_2$=40 Torr)

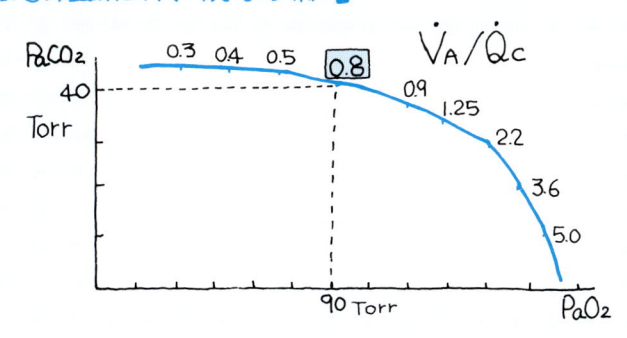

$\dot{V}_A/\dot{Q}_C$ はどうやって測るのか

　換気血流比を測るには，どうやっているのだろうか．実際には，アイソトープが使われる．肺内換気分布を Xe で，血流分布を ^{131}I MAA で測定し，コンピュータでそれぞれの分布と比率を計算している．

片肺の肺炎の際の側臥位の向き

　右側の肺に肺炎が起こった．左右どちらの側臥位で PaO_2 が高いだろうか？
　肺炎の部分は換気が少ない．換気の少ない側を上にして血流を少なくした方が，換気血流比の適正は保たれるはずである．したがって，理論的には患側を上，すなわち左側臥位である．本当にそうだろうか，機会があったら実際に確かめてみよう．

略語説明 $\dot{V}_A/\dot{Q}_C$

　ドット（・）は微分の記号であり，「単位時間内の」の意味をもつ．したがって $\dot{V}_A$ は肺胞換気量（単位時間内の），$\dot{Q}_C$ は毛細管（capillary）血流量（単位時間内の）を意味する．

31. 拡散——肺胞から赤血球までの旅

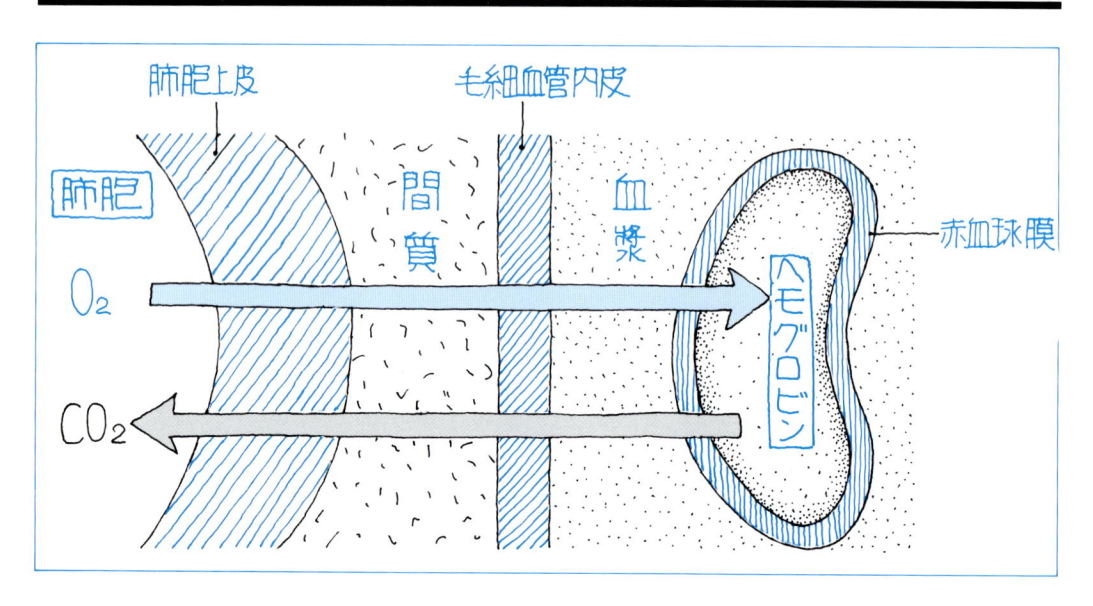

図中ラベル：肺胞上皮／毛細血管内皮／肺胞／間質／血漿／赤血球膜／ヘモグロビン／O_2／CO_2

　肺胞腔内から赤血球のヘモグロビンまでの旅路は酸素にとって容易なものではない．この旅路を拡散という言葉で表現している．図のように，少なくとも5つの障害を突破して酸素はヘモグロビンにたどりつく．間質性肺炎や，肺水腫のようにこの過程に病変を生じると酸素の拡散は難しくなる．しかし，純粋に拡散のみの障害で低酸素症が起こるかどうかには若干議論がある．多くは，換気血流比の異常など，ほかのガス交換障害が同時に存在しているからである．

　炭酸ガスは酸素に比べ40倍も拡散しやすく，拡散障害はほとんど影響を与えない．

呼吸機能検査で測る肺拡散能—D_{LCO}とは何か

　酸素の肺胞からヘモグロビンまでの拡散能力を直接測ることはできない．呼吸機能検査では，酸素のかわりにヘモグロビンと結びつきやすい微量な一酸化炭素（CO）のガスを使っている．しかし，D_{LCO}は真に拡散能だけを反映しているわけではない．ガス交換が行なわれる肺胞の面積の広さ，肺胞気と肺毛細血管との間の距離，肺胞気と肺毛細血管を流れる赤血球との接触時間，肺毛細血管内の血液量など種々の因子が関係する．

略語説明　D_L

　Diffusing capacity of the lung（肺拡散能力）の意味．酸素の肺拡散能はD_{LO_2}，一酸化炭素COを用いた検査では，D_{LCO}の記号が用いられる．

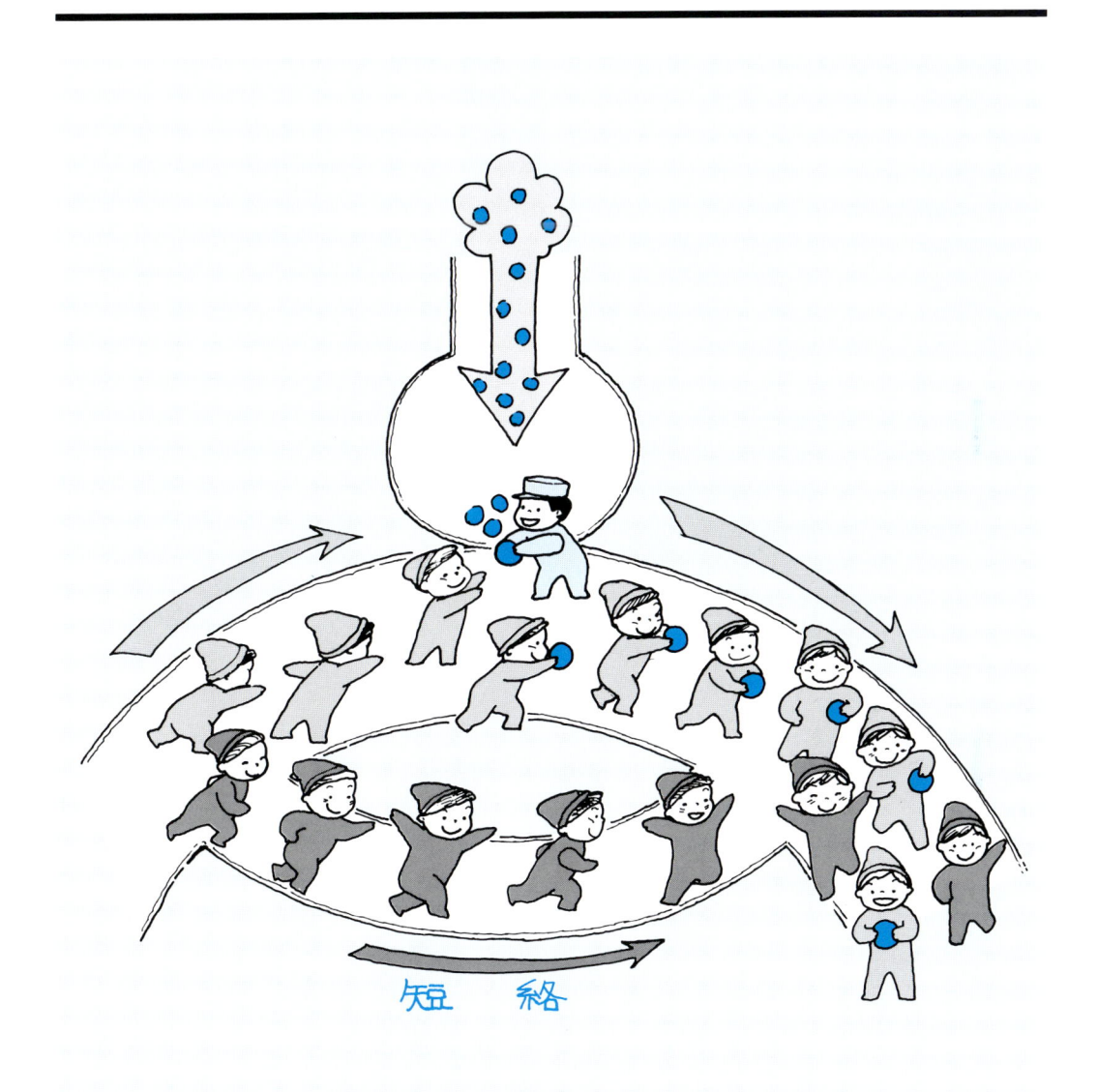

32. 静脈性短絡（シャント）とはなにか

短　絡

　静脈性短絡（シャント）とは，静脈の血液が直接動脈に流れ込むこと，すなわち，換気に関与しない血流のことである．本来，心臓の血液のすべては，肺を通過してガス交換に関わるはずである．しかし実際には，健康人でも換気のない一部の肺胞や，肺胞を通過してもガス交換を行わない血流がある．この部分では，静脈血は酸素を受けることなく，動脈系へ流れ込む．正常でも，心拍出量の3〜5％が短絡している（解剖学的シャント）．

100％の酸素（$F_IO_2=1.0$）を吸入すると

$$肺胞気酸素分圧\ P_AO_2 = (P_B - P_{H_2O}) \times 1.0 - PaCO_2$$
$$= (760 - 47) \times 1.0 - 40$$
$$= 673\ \text{Torr}$$

となる．しかし，動脈血酸素分圧は550〜570 Torr にしかならない．この約100 Torr の差（$AaDO_2$）は，主としてこの3〜5％の解剖学的シャントによる．病的なシャントが存在すると，$AaDO_2$はさらに大きくなってPaO_2は低下する．高濃度の酸素を投与しても改善しない．シャント率とは心臓から1回に送り出される血液（心拍出量）のうち，何％がガス交換を受けずにシャントしているかの指標でQ_S/Q_Tで表わす．

シャント率とその測り方

（1）シャントの有無を知る目安：

　　シャントが異常に大きいと，高濃度酸素を与えても，PaO_2は改善しない．鼻腔カニューラで，6 l/分（およそ30〜40％ O_2となる）を流して，PaO_2が100 Torr をこえるようなら，大きなシャントはないだろう．

　　気管内挿管して，機械呼吸を行なっている患者では，F_IO_2を1.0（100％ O_2）にしてみることは容易だ．この状態で，PaO_2が500 Torr を下回るならば，異常なシャントがあるだろう．また，下の式で正確なシャント率を求めることができる．

（2）より正確にシャント率を求める場合：

（ⅰ）人工呼吸器管理下では，F_IO_2 1.0（100％ O_2）で20分間呼吸させた状態のPaO_2を測定し，次のFick 法で計算する．

$$シャント率\ (\dot{Q}_S/\dot{Q}_T) = \frac{0.003 \times AaDO_2}{0.003 \times AaDO_2 + 5} \times 100$$

（ここで使う$AaDO_2$は，100％ O_2吸入下のものである）

（ⅱ）挿管していない場合は，麻酔用マスク，非再呼吸弁，リザーバーバッグにて回路を組み，10 l 以上の酸素を20分間吸入させた状態（100％ O_2吸入とほぼ同様）でPaO_2を測定し，上記のFick 法で計算する（右図参照）．

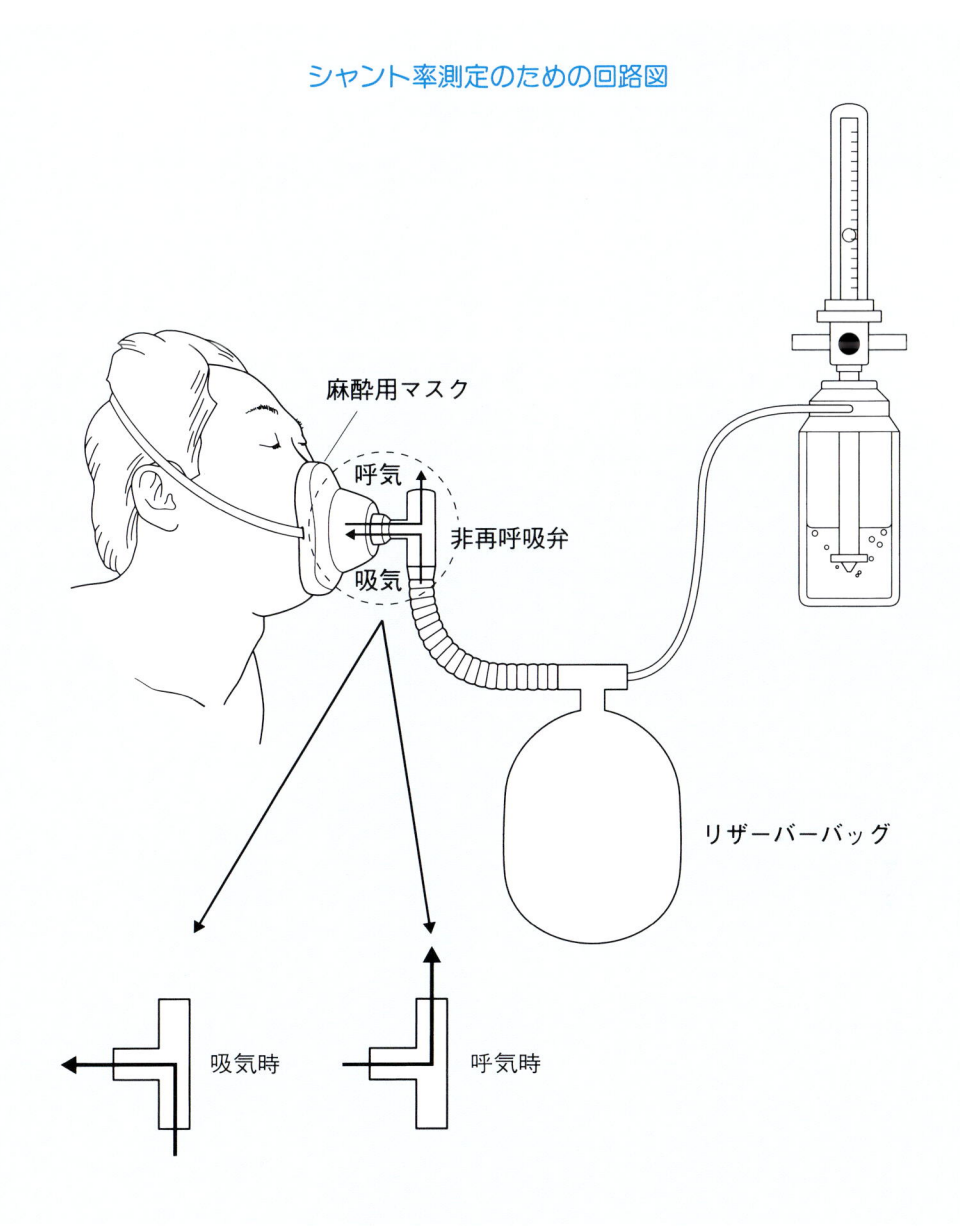

シャント率測定のための回路図

麻酔用マスク
呼気
非再呼吸弁
吸気
リザーバーバッグ
吸気時
呼気時

病的なシャントの原因

①肺動静脈瘻や，右左シャントをともなう先天性心疾患のような，解剖学的異常．
②無気肺や肺水腫などでは，肺毛細管の血流は肺胞気との接触を断たれる．難治性の低酸素血症の代表としてあげられる成人呼吸窮迫症候群（ARDS）も，シャントが低酸素血症の主な原因となっている．

シャント率の計算式の解説

$$\text{シャント率}\ (\dot{Q}_S/\dot{Q}_T) = \frac{C\acute{c}O_2 - C_aO_2}{C\acute{c}O_2 - C\bar{v}O_2} \times 100 \quad \cdots ①$$

である．

　　　　ここで，$C\acute{c}O_2$ は，肺の終末毛細管血の酸素含量
　　　　　　　C_aO_2 は，動脈血の酸素含量
　　　　　　　$C\bar{v}O_2$ は，混合静脈血の酸素含量

$C\bar{v}O_2$ は，右心カテーテルを用いて測定するのが正規であるが，臨床上は，$C_aO_2 - C\bar{v}O_2 = 5\ \text{Vol}\%$ として計算してさしつかえない．

　　　計算の際 $P\acute{c}O_2 = P_AO_2$ としてよい．

この式は次のように書き直せる．

$$= \frac{C\acute{c}O_2 - C_aO_2}{(C\acute{c}O_2 - C_aO_2) + (C_aO_2 - C\bar{v}O_2)} \times 100 \quad \cdots ②$$

　　ここで，$100\%\ O_2$ 吸入下（20分後）では，肺毛細管血（$\acute{c}$）も，動脈血（a）も，そのヘモグロビンは 100% 飽和しており，しかも，$P\acute{c}O_2 = P_AO_2$ とみなせるため，

$$C\acute{c}O_2 = 1.34 \times Hb + 0.003 \times PcO_2$$
$$= 1.34 \times Hb + 0.003 \times P_AO_2$$
$$C_aO_2 = 1.34 \times Hb + 0.003 \times PaO_2$$

したがって，

　　$C_aO_2 - C\bar{v}O_2 = 5\ (\text{Vol}\%)$ とすれば，②式は，次のようになる．

$$\text{シャント率}\ (\dot{Q}_S/\dot{Q}_T) = \frac{0.003 \times AaDO_2}{0.003 \times AaDO_2 + 5} \times 100$$

　　　　　　（ここで使う $AaDO_2$ は，$100\%\ O_2$ 吸入下のものである）

略語説明　$\dot{Q}_S/\dot{Q}_T$，$\acute{c}$ と $\bar{v}$

$\dot{Q}_S$：単位時間内のシャント血流量のこと，S は shunt の略．$\dot{Q}_T$：単位時間内の心拍出量を表わす．T は全血流量 total blood flow の略．

　大文字の C は，ガスの含量 content の略（78頁参照）．小文字の c は，毛細血管 capillary の意味．正確には，肺胞に接する終末毛細血管であるから，ヒゲを付けて，$\acute{c}$ と表わしている．したがって $C\acute{c}O_2$ は肺の終末毛細血管に含まれる酸素量のこと．$\bar{v}$ は，混合静脈血 mixed venous の意味．￣（バー）は，平均の意味でよく使われる．

33. PaO₂はどのようにして決まるのか，もう一度まとめてみよう

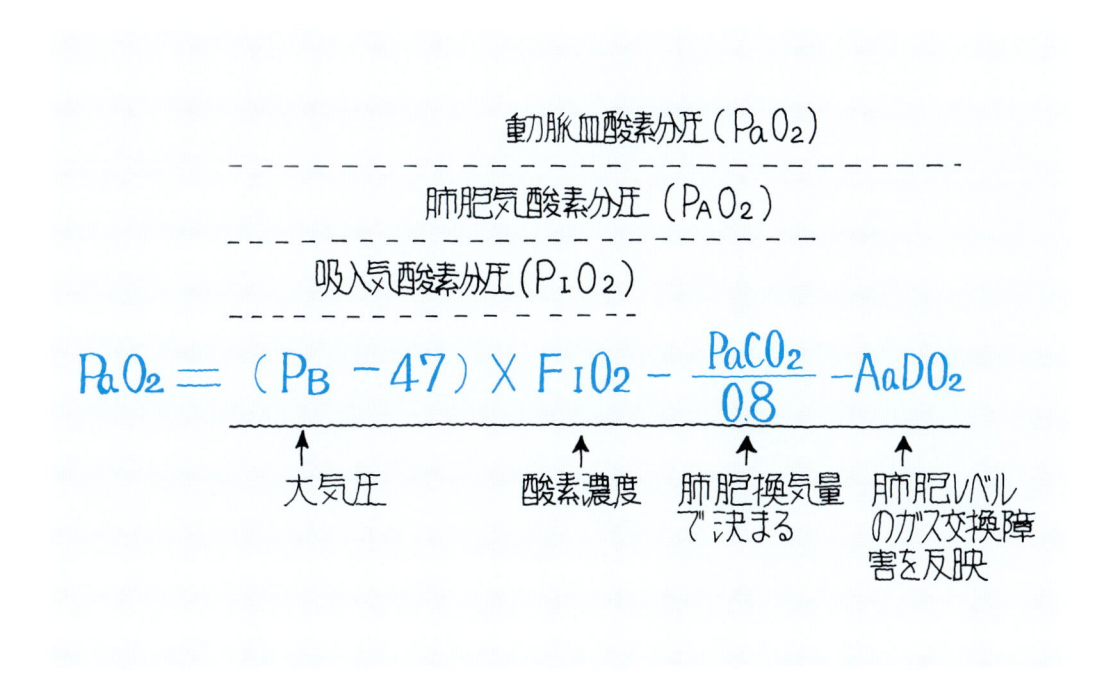

```
          動脈血酸素分圧 (PaO₂)
     ------------------------------
          肺胞気酸素分圧 (PAO₂)
     ------------------------------
          吸入気酸素分圧 (PIO₂)
     ------------------------------
```

$$PaO_2 = (P_B - 47) \times FIO_2 - \frac{PaCO_2}{0.8} - AaDO_2$$

　　　　　　　　　↑　　　　　↑　　　　　↑　　　　　↑
　　　　　　　　大気圧　　酸素濃度　　肺胞換気量　　肺胞レベル
　　　　　　　　　　　　　　　　　　で決まる　　のガス交換障
　　　　　　　　　　　　　　　　　　　　　　　害を反映

　これまで勉強してきたことを，動脈血酸素分圧についてまとめてみよう．

　動脈血酸素分圧の始まりは，吸入気酸素分圧である．それは，大気圧と酸素濃度分画という2つの環境要因が左右する．さらに，肺胞気では動脈血炭酸ガス分圧が影響する．それは，肺胞換気量が影響するということと同じ意味である．動脈血酸素分圧は，この肺胞気酸素分圧から$AaDO_2$を差し引いたものである．これは，換気血流比，拡散能，シャントといった肺胞レベルのガス交換障害の程度，いい換えれば肺の病変の広がりを反映したものである．

34. この式からわかること（その1）
——PaO_2を低下させるものと上昇させるもの

		PaO_2を低下させるもの	PaO_2を上昇させるもの
環境の要因	大気圧（P_B）	低いとき（高地・高空）	高いとき（高圧酸素室）
	酸素濃度（F_IO_2）	低いとき（酸欠環境）	高いとき（酸素投与）
生体の要因	肺胞換気量（$\dot{V}_A$）	少ないとき（$PaCO_2$上昇）	大きいとき（$PaCO_2$低下）
	$AaDO_2$	大きいとき（肺胞ガス交換不調）	小さいとき（肺胞ガス交換順調）

　前頁のPaO_2の成り立ちの式から，どのようなことがわかるだろうか．少なくとも，4つのことがわかるはずである．前頁の式をみながら理解しよう．

　高い山や高空のように大気圧（P_B）が低いとき，酸欠環境のように酸素濃度（F_IO_2）が低いとき，吸入気酸素分圧が低くなってPaO_2は低下する．これは，環境側の要因ともいえる．次に，肺胞換気量が少なくて$PaCO_2$が上昇しているとき，そして肺胞レベルのガス交換障害が起こって$AaDO_2$が増大しているときにもPaO_2の低下は生じる．これは，生体側の要因である．

　反対に，高圧酸素室のように大気圧（P_B）が高いとき，酸素投与のように酸素濃度（F_IO_2）が高いとき，吸入気酸素分圧が高くなってPaO_2は上昇する．そして，肺胞換気量が増えて$PaCO_2$が低下するほど，また$AaDO_2$が小さいほどPaO_2は上昇する．

35. この式からわかること（その2）
――覚えておきたい3つのこと

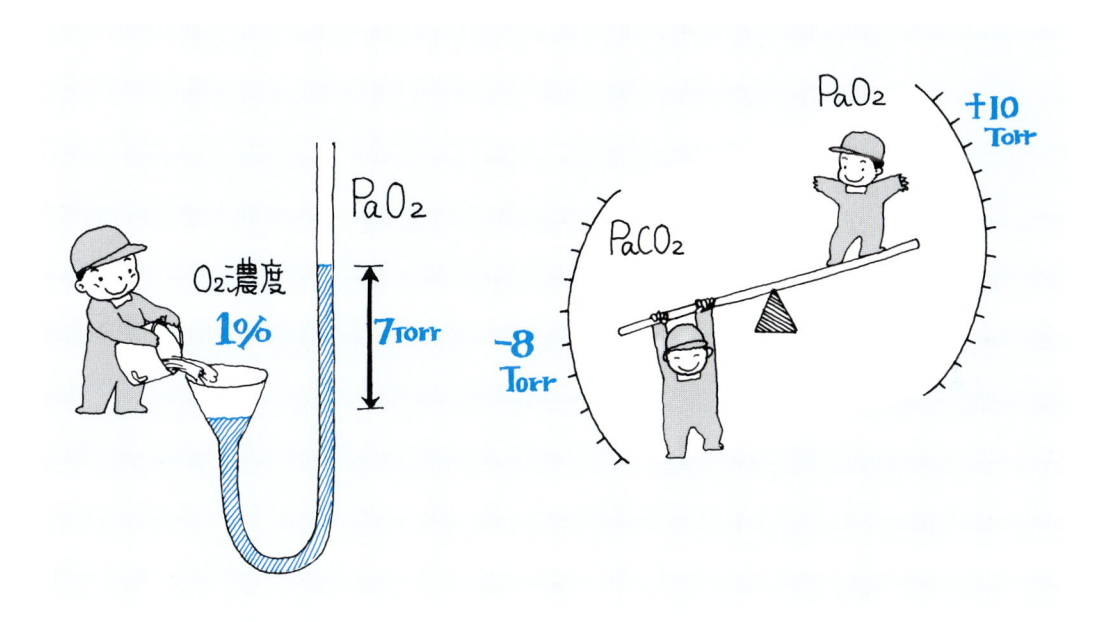

1. 酸素濃度が1％増えると，PaO_2は7 Torr 上昇する

このことは，大気圧 P_B が 760 Torr のとき，吸入気酸素分圧（P_IO_2）は，酸素濃度 F_IO_2 が 0.01（1％）増加することによって，7.13 Torr 上昇するためである．しかし，シャント率が大きい場合には，PaO_2 の上昇はこれより少ない．

2. $PaCO_2$が8 Torr 変化すると，PaO_2は反対方向に10 Torr 変化する

肺胞換気量の変化によって $PaCO_2$ が増減すると，PaO_2 はそれとは反対方向に変化する．その変化の程度は，$PaCO_2$ の変化を 0.8 で割った値である．すなわち，$PaCO_2$ が 8 Torr 増加すると PaO_2 は 10 Torr 減少し，$PaCO_2$ が 8 Torr 減少すると PaO_2 は 10 Torr 増加する．

3. 室内気における PaO_2

室内気での PaO_2 は，$P_IO_2=150$ Torr だから次のような式にまとめられる．これは覚えておくと，とても便利だ．

$$PaO_2（室内気）= 150 - \frac{PaCO_2}{0.8} - AaDO_2$$

36. 低酸素血症の見分け方

原因	$PaCO_2$	$AaDO_2$	O_2投与
① 肺胞低換気	↑	—	原則として不可（換気刺激・換気補助による）
② 肺胞レベルのガス交換障害（$\dot{V}_A/\dot{Q}_c$不均等分布、拡散障害、シャント）	—	↑	可
③ ①．②の混合型	↑	↑	可（CO_2ナルコーシスに注意．）

　低酸素血症（室内気で）の患者をみたら肺胞低換気（→ $PaCO_2$の上昇）によるのか，肺胞レベルのガス交換障害（→ $AaDO_2$の増大）によるのか，その両方が関与しているのかを，見分けよう．これは，酸素投与を行なう際の判断にも重要なことなのである．

① $PaCO_2$が高くても，$AaDO_2$が正常であれば，その低酸素血症の原因は肺胞低換気が唯一の原因と考えてよい．酸素投与ではなく，換気の促進と補助が必要である．

② 肺胞レベルのガス交換障害だけに原因がある場合は，$AaDO_2$の大きいことは当然だが，$PaCO_2$は正常か，むしろ低下している（過換気状態）．例えば換気・血流比の不均等分布は，理論的には $PaCO_2$をわずかながら上昇させるはずだが，臨床上は，換気の促進によって，$PaCO_2$は正常範囲にとどまるか，低下することが多い．酸素投与は，心配せずに行なってよい．

③ $PaCO_2$と$AaDO_2$がともに増加している場合は，肺胞低換気と肺疾患による肺胞レベルのガス交換障害の両方が存在する．酸素投与は，換気をさらに低下させることのないように，慎重に行なう．

37. まとめ：PaO₂とPaCO₂の読み方
── 大切なAaDO₂の計算

AaDO₂の求め方

室内気吸入下では，前項(35)の式から

$$AaDO_2 = 150 - \frac{PaCO_2}{0.8} - PaO_2 \quad （室内気）$$

この値が15以上なら肺胞レベルのガス交換障害がある．

> もう1つの考え方

もし，肺胞換気量が正常だったら？

　もし仮に，肺胞換気量が正常で，PaCO₂が40 Torrだったら，PaO₂がいくらになるかを計算してみよう．（PaCO₂が8 Torr変化すると，PaO₂は，反対方向へ10 Torr変化することを，思いだそう．）

　PaCO₂を40 TorrとしたときのPaO₂の値が，正常値（85 Torr以上）より低ければ，肺胞レベルのガス交換障害がある．

　これは，上の式からすぐわかることである．この式で，PaCO₂＝40 Torrなら，

$$AaDO_2 = 150 - 50 - PaO_2$$
$$= 100 - PaO_2$$

AaDO₂が15 Torr以上あることと，換気が正常（PaCO₂＝40 Torr）なときのPaO₂が85 Torr以下であることは，同じことのいい換えなのだ．

　血液ガスを読むときには，いつもPaCO₂とPaO₂の2つを，セットにして解釈するようにしよう．

1. まずPaCO₂が40 Torrより高いか，低いかで肺胞低換気があるか，肺胞過換気があるかを判断しよう
2. 次に，PaO₂をみて，低酸素血症があるかどうかを判断しよう．（ただし，室内気吸入では，その値はそのまま呼吸器のガス交換の状態を示しているが，酸素吸入がされていれば単純ではない．）
3. AaDO₂を計算して，肺胞レベルのガス交換障害があるかどうかを判断しよう．その値が大きければ，なぜ生じているかを考えてみよう．

> **例題 4**　PaO_2 40 Torr，$PaCO_2$ 80 Torr（室内気吸入下）の患者がいた．この患者の低酸素血症の原因は何か．酸素投与の適応はどうか．

解 答

　$PaCO_2$ が高いのだから，肺胞低換気のあることは確実である．次に，

1）この患者の $AaDO_2$ を計算してみよう．

$$AaDO_2 = 150 - \frac{80}{0.8} - 40 = 10 \text{ Torr}$$

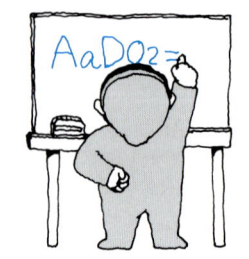

となり，$AaDO_2$ は正常である．すなわちこの患者では，肺胞レベルのガス交換障害はほとんど関与しておらず，低酸素血症の原因は，肺胞低換気のみによることがわかる．

　酸素投与ではなく，換気の補助をすべきである．

2）もう1つの考え方：もし，この患者が，肺胞換気量が正常で $PaCO_2$ が 40 Torr になった場合を考えてみよう．この場合，$PaCO_2$ は 80 Torr から 40 Torr へと，差し引き 40 Torr 低下する．それによって 65 頁に述べたように，PaO_2 は 50 Torr 増加するはずである（$PaCO_2$ が 8 Torr 下がると，PaO_2 は 10 Torr 上昇する）．

　すなわち，換気が正常ならば，PaO_2 は 50 Torr ふえて 90 Torr（正常）になるはずである．この患者の低酸素血症の原因は，肺胞換気量の低下だけによっている．

　酸素投与ではなく，換気の補助をすべきである．

> **例題 5**　PaO_2 45 Torr，$PaCO_2$ 60 Torr（室内気吸入下）の患者がいた．この患者の低酸素血症の原因は何か．

解 答

　$PaCO_2$ が高いのだから，肺胞低換気のあることは確実である．次に，

1）この患者の $AaDO_2$ は，

$$AaDO_2 = 150 - \frac{60}{0.8} - 45 = 30 \text{ Torr}$$

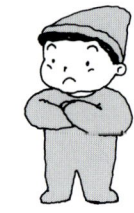

となり，この患者では，肺胞低換気だけでなく，肺胞レベルのガス交換も障害されていることがわかる．酸素投与は行なってもよいが，換気の改善とを合せて行なう必要がある．
場合によっては，換気刺激剤を投与しつつ酸素投与するなど工夫を要する．

2）もう1つの考え方：$PaCO_2$ が高いのだから，肺胞低換気のあることは確実である．もし，この患者の肺胞換気量が正常で，$PaCO_2$ が 40 Torr であったらどうだろう．$PaCO_2$ は 60 Torr から 40 Torr へと 20 Torr 減少するのだから，PaO_2 は 25 Torr 増加して，70 Torr となるはずである．肺胞換気が正常の場合の $PaO_2 = 70$ Torr は，やはり低値である．この低値は肺胞レベルのガス交換障害に基づくものである．

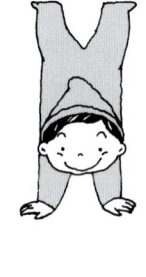

例題 6 室内気で PaO₂ 62 Torr, PaCO₂ 43 Torr の患者が, 翌日 PaO₂ 72 Torr, PaCO₂ 35 Torr であった. 患者の呼吸状態は改善しているのか.

解 答

1) PaO_2 は, 10 Torr ふえているが, $AaDO_2$ を計算してみよう.
前日の $AaDO_2$ は,

$$AaDO_2 = 150 - \frac{43}{0.8} - 62 = 34.25 \text{ Torr}$$

翌日の $AaDO_2$ は,

$$AaDO_2 = 150 - \frac{35}{0.8} - 72 = 34.25 \text{ Torr}$$

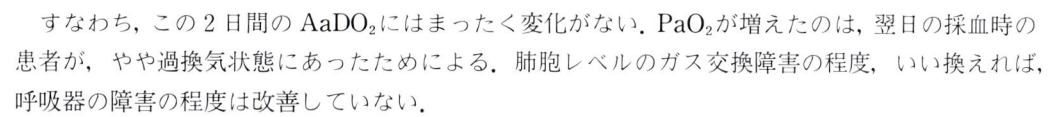

すなわち, この 2 日間の $AaDO_2$ にはまったく変化がない. PaO_2 が増えたのは, 翌日の採血時の患者が, やや過換気状態にあったためによる. 肺胞レベルのガス交換障害の程度, いい換えれば, 呼吸器の障害の程度は改善していない.

2) もう 1 つの考え方:翌日の $PaCO_2$ は 8 Torr 低下している. $PaCO_2$ の 8 Torr 低下は, PaO_2 の 10 Torr 上昇をもたらす. PaO_2 が, 62 Torr から 72 Torr への上昇は, この分だけである.

例題 7 室内気で PaO₂ 65 Torr, PaCO₂ 40 Torr の患者が, バスで乗鞍岳の山頂 (標高 3,026 m, 気圧 525 Torr) まで行きたいと望んだ. どのように答えますか? (実際にあった話)

解 答

この患者の $AaDO_2$ は,

$$AaDO_2 = 150 - \frac{40}{0.8} - 65 = 35 \text{ Torr}$$

と計算される. 乗鞍山頂で PaO_2 は,

$$(525 - 47) \times 0.21 - \frac{40}{0.8} - 35 = 15 \text{ Torr}$$

となる. 実際には, 肺胞換気量がふえて $PaCO_2$ が低下するため, PaO_2 はもっと高くなるのだが, それにしても, とても元気で行っていらっしゃいとはいえない.

> **例題 8** 室内気で PaO₂ 72 Torr, PaCO₂ 32 Torr の患者が, 翌日 PaO₂ 78 Torr, PaCO₂ 40 Torr であった. 肺胞レベルのガス交換能力は, 改善しているのか.

解 答

$$前日の\ AaDO_2 = 150 - \frac{32}{0.8} - 72 = 38\ \text{Torr}$$

$$翌日の\ AaDO_2 = 150 - \frac{40}{0.8} - 78 = 22\ \text{Torr}$$

以上から, $AaDO_2$ は 16 Torr 小さくなり, 肺胞レベルのガス交換能力は改善している.
もう 1 つの考え方：翌日の $PaCO_2$ は, 前日より 8 Torr 上昇している. $AaDO_2$ に変化がなければ, PaO_2 は 10 Torr 低下して 62 Torr になっているはずである. しかし, 実際には 78 Torr であった. この差 16 Torr は, $AaDO_2$ の改善によってもたらされたものである.

> **例題 9** 室内気で PaO₂ 55 Torr, PaCO₂ 32 Torr の肺炎患者が入院した. 翌日, 30% O₂ 吸入下で PaO₂ 75 Torr, PaCO₂ 40 Torr であった. 肺病変はよくなっているのだろうか？

解 答

今までの例題は, みな室内吸入下の PaO_2 の評価, $AaDO_2$ の評価であった. 酸素吸入しているときには, もとの式に頼らなければならない.

$$入院時の\ AaDO_2 = 150 - \frac{32}{0.8} - 55 = 55\ \text{Torr}$$

$$翌日の\ AaDO_2 = (760 - 47) \times 0.3 - \frac{40}{0.8} - 75 = 89\ \text{Torr}$$

となって, $AaDO_2$ は翌日にはさらに大きくなっている. 肺病変は, むしろ悪化していると考えるべきである.

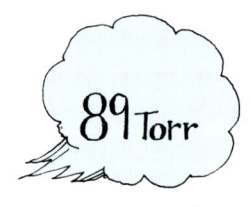

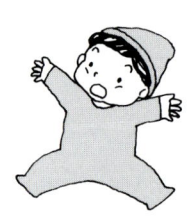

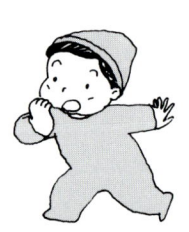

38. 血流に乗って組織へ運ばれる酸素
——舟に乗っていくか，泳いでいくか

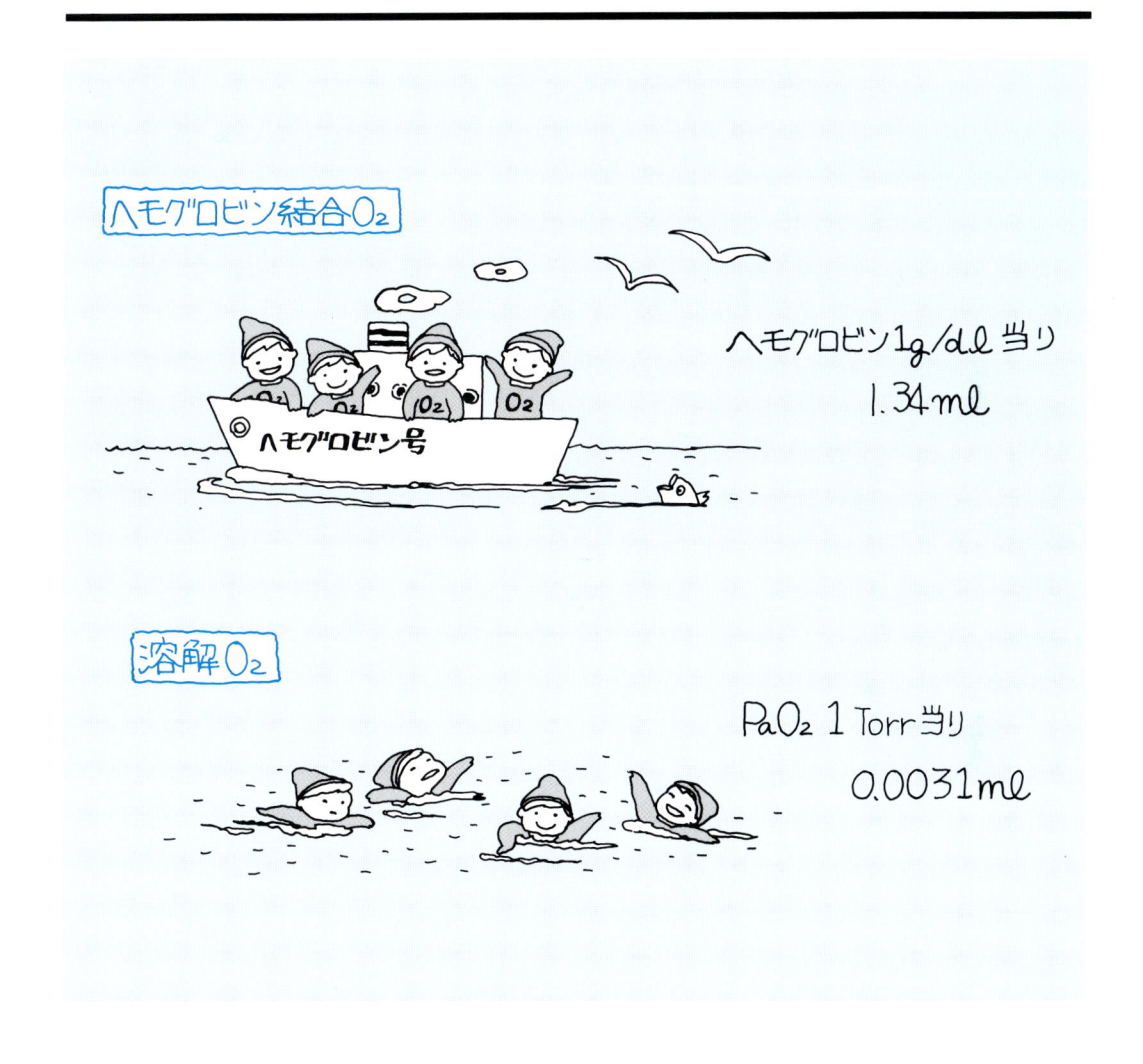

ヘモグロビン結合O_2

ヘモグロビン1 g/dl 当り 1.34 ml

溶解O_2

PaO_2 1 Torr 当り 0.0031 ml

　これまで，血液中の酸素については分圧（PO_2）を指標として，その大小を話してきた．しかし酸素は組織に運ばれなければならない．大切なことは，血液中の酸素は，その大部分が赤血球のヘモグロビンと結びついて組織に運ばれることである．

　赤血球のヘモグロビンは，1 g/dl で 1.34 ml の酸素を運ぶことができる．これに対して，血漿の中に溶けている酸素は，1 Torr 当り 0.0031 ml しかない．ヒトが川を渡るとき，泳いで行くより船に乗った方が能率がよいのと同じように，酸素は，ヘモグロビンという渡し舟に乗った方がはるかに輸送効率がよいのである．

39. 舟の定員は酸素分圧で決まる——酸素飽和度と酸素分圧との関係（ヘモグロビン酸素解離曲線）

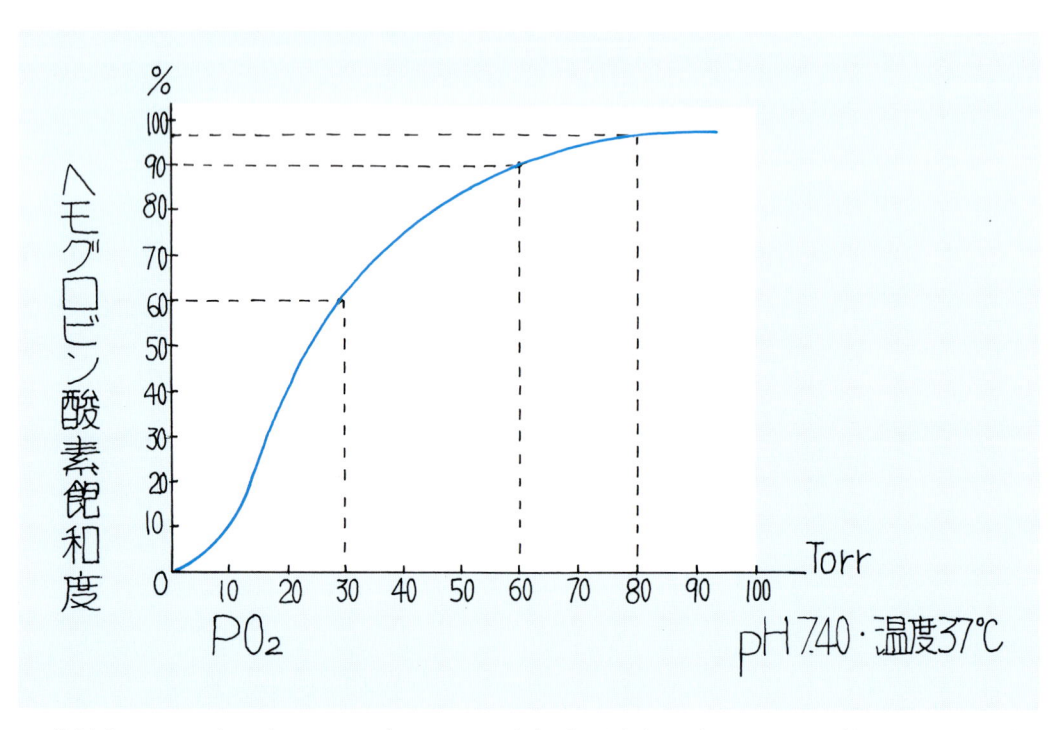

[グラフ：ヘモグロビン酸素飽和度（%）と PO_2（Torr）の関係、pH 7.40・温度 37℃]

動脈血のヘモグロビンという舟は，その大部分が酸素を乗せている．静脈血のヘモグロビンは，途中の組織で酸素を降ろすため，酸素を乗せたヘモグロビンは減っている．血液中のヘモグロビンの何%が酸素と結びついているかを酸素飽和度（O_2 saturation, SO_2, 動脈血では SaO_2）と呼んでいる．

酸素飽和度は血液の酸素分圧（PO_2，動脈血では PaO_2）によって規定されている．この2つの関係を示すものが，上のヘモグロビン酸素解離曲線であり，直線的な比例関係ではない．

この図でわかるように，PO_2 の低下があっても，60 Torr 程度までは酸素飽和度の低下はわずかである．

一方，組織のように PO_2 が低くなるところでは，解離曲線は急峻になり，わずかの PO_2 の低下でも，ヘモグロビンの酸素と結びつく力は急激に減る．いい換えれば，そこでは大量の酸素がヘモグロビンから放出されることになる．例えば組織の PO_2 が 30 Torr であれば，その血液の酸素飽和度は 60% であり，ヘモグロビンの約 40% は酸素を放出することになる．

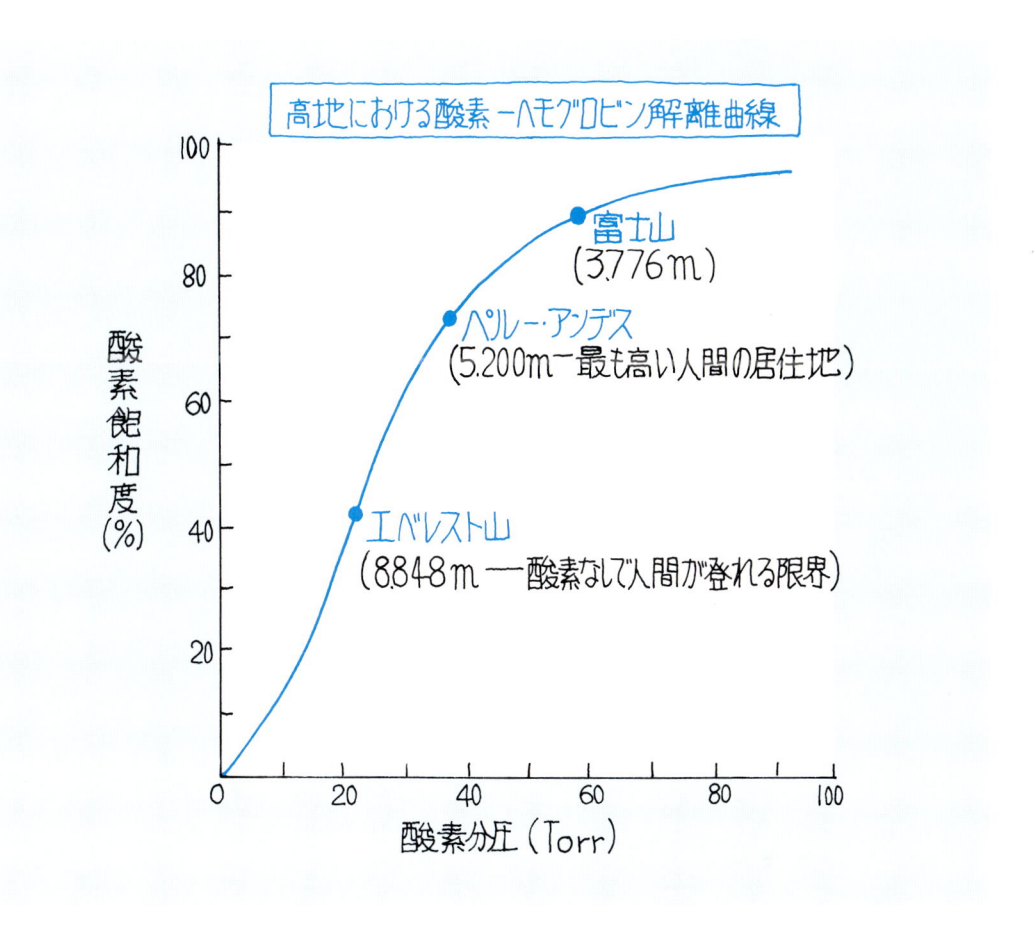

高地における酸素-ヘモグロビン解離曲線

縦軸：酸素飽和度（%）
横軸：酸素分圧（Torr）

- 富士山（3,776 m）
- ペルー・アンデス（5,200 m — 最も高い人間の居住地）
- エベレスト山（8,848 m — 酸素なしで人間が登れる限界）

解離曲線について，覚えておきたいこと

1．解離曲線の3・6・9の法則

解離曲線の上で覚えておきたいポイントは，「3・6・9の法則」である．
すなわち，

PO_2　30 Torr のとき　SO_2　60 %
　　　60 Torr のとき　SO_2　90 %

2．酸素分圧が60 Torr 以下では飽和度が激減する

PO_2 60 Torr 以上であれば，飽和度は90 %以上が維持されるが，それ以下では解離曲線が急峻に低下する．これが，PaO_2 60 Torr 以下を酸素投与の目安とする理由である．

3．PaO_2を100 Torr 以上いくら上げても有益ではない

吸入気の酸素濃度を濃くすれば，動脈血の酸素分圧は数百 Torr にも上昇する．しかし，100 Torr で，すでにヘモグロビンの97.5 %が酸素と結合しているのだから，それ以上の酸素分圧の上昇は，有害無益である．

チアノーゼ

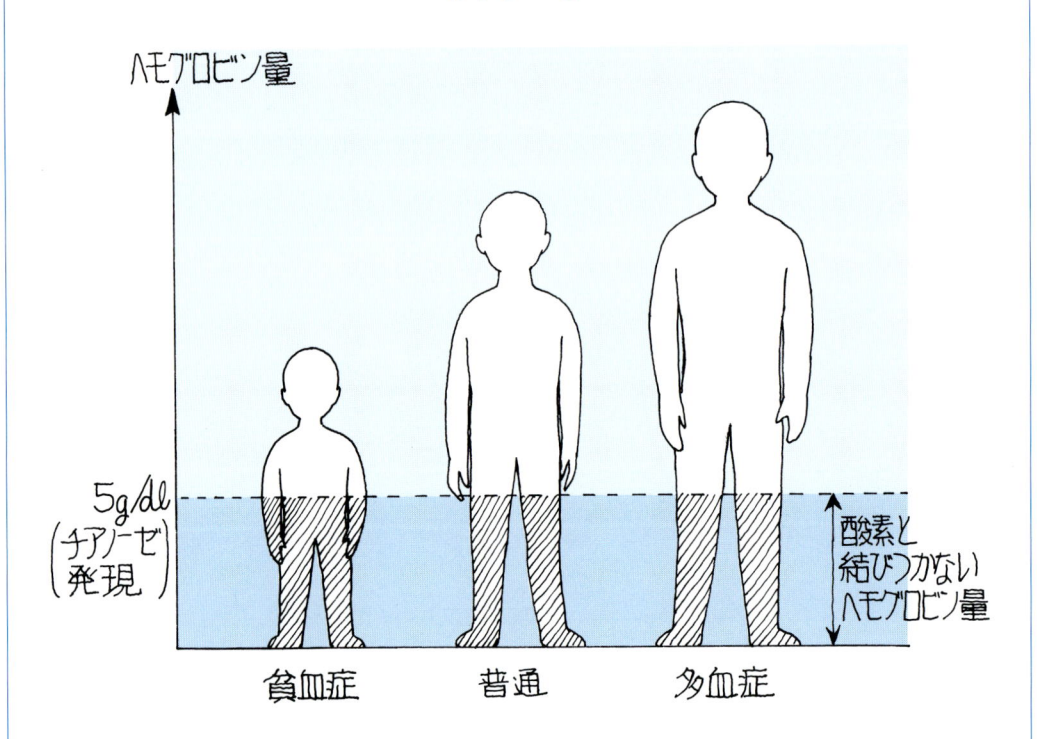

（図：ヘモグロビン量を縦軸に、貧血症・普通・多血症の3人を比較。5 g/dl（チアノーゼ発現）のラインより下が「酸素と結びつかないヘモグロビン量」）

　低酸素血症の身体的指標であるチアノーゼは貧血の人では出にくいという．なぜだろうか．

　チアノーゼは，酸素と結合していないヘモグロビンの量が 5 g/dl をこえると生じるといわれる．例えば，Hb 15 g/dl の人と，10 g/dl の人のチアノーゼの出現する PO_2 を解離曲線から読みとってみよう．

　Hb 15 g/dl の場合：酸素飽和度 67％で出現することとなり，解離曲線の上では PO_2 35 Torr に相当する．

　Hb 10 g/dl の場合：酸素飽和度 50％で出現することになるから，PO_2 27 Torr である．

　臨床上，チアノーゼを認めたら，PO_2 はかなり低下していると判断しなければならない．そして貧血のある患者ではチアノーゼが出現しにくいことを知る必要がある．また，酸素解離曲線は，体温やpHの影響も受ける．低体温やアルカローシスの場合，酸素解離曲線の左方移動が生じ，低酸素血症がきわめて重篤でもチアノーゼが出にくいことが次頁の図から理解できるだろう．

40. 酸素解離曲線のシフト（偏位）

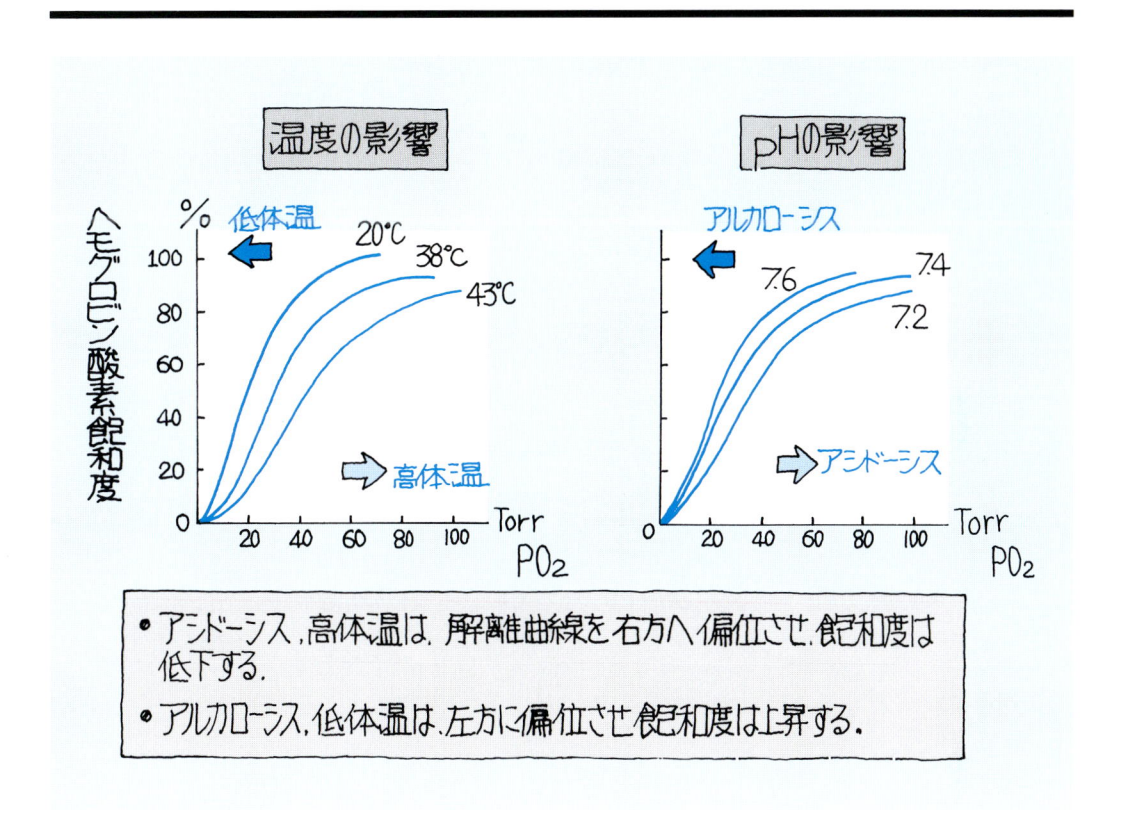

酸素解離曲線は，血液のpHや体温などで，影響を受ける．解離曲線全体が，右側・左側にシフトするのである．

1．右方偏位

アシドーシスや高体温は解離曲線を右方へ偏位させ，同じ酸素分圧でも，飽和度は低下する．また高炭酸ガス血症や2,3-DPGの増加でも右方偏位が生じる．

2．左方偏位

アルカローシスや低体温は解離曲線を左方偏位させ，同じ酸素分圧でも，飽和度は高くなる．また，低炭素ガス血症や2,3-DPGの減少によっても左方偏位が生じる．

略語説明 S

大文字のSは，ヘモグロビンの何％が酸素に結びついているかを示す飽和度saturationの意味．したがって，SaO_2は動脈血酸素飽和度．

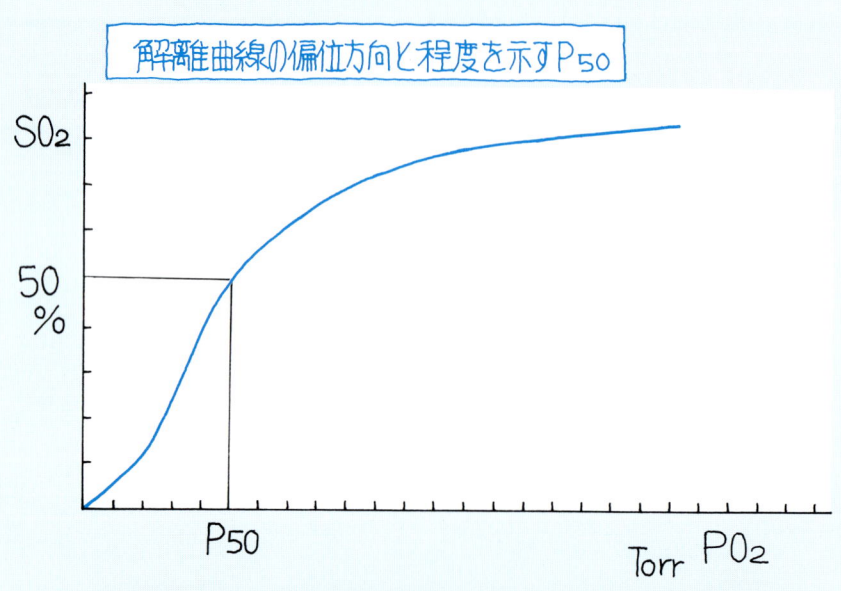

解離曲線の偏位方向と程度を示す P_{50}

- ヘモグロビンの50％が酸素化する（SO_2 50％）ために必要な酸素分圧を P_{50} という。37℃，pH 7.40 の正常ヘモグロビンの P_{50} は 27 Torr である。右方偏位では P_{50} は高く，左方偏位では P_{50} は低い。

どちらの偏位が有利か？

　右方と左方，どちらの偏位が生体にとって有利か？これは，あまりよくない質問である．なぜなら，「偏位のない方がよい」という答えが返ってきそうだからである．
　ここでは，偏位がガス交換にもたらす影響を考えてみよう．
　肺で，血液中に酸素を取り込むという点からみると，左方偏位が多少有利にみえる．しかし，組織における酸素の放出という点からみると，左方偏位ははるかに不利だ．それは，酸素分圧の高い状態での偏位の影響に比べて，解離曲線が急峻な酸素分圧の低い状態での偏位の影響は，はるかに大きいからである．ヘモグロビンの組織に与えることのできる酸素の量が，肺における酸素との結合能力と，組織における酸素との結合能力の差と考えれば，左方偏位は，右方偏位より不利である．

41. 酸素含量＝血液 100 ml に含まれる酸素の量

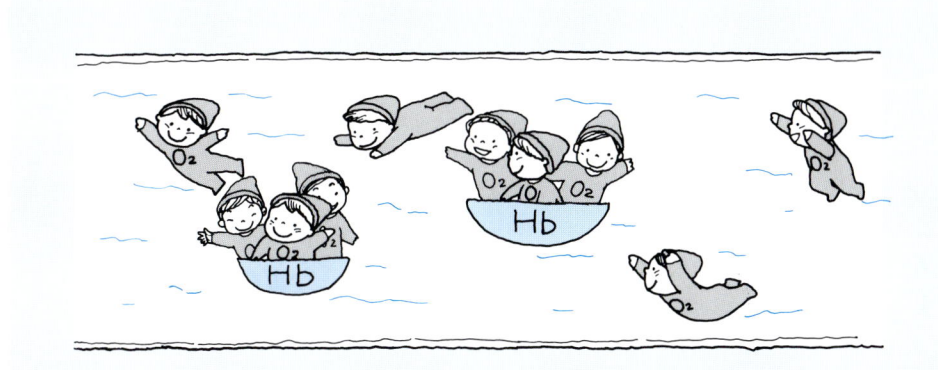

$$O_2含量(ml) = ヘモグロビンに結合したO_2 + 血液中の溶解O_2$$
$$= 1.34 \times ヘモグロビン量(Hb\,g/dl) \times \frac{酸素飽和度(SaO_2\%)}{100}$$
$$+ 0.003 \times PaO_2(Torr)$$

　血液中に含まれる酸素の量（酸素含量）は，正確には赤血球中のヘモグロビンと結合している O_2 と血漿中に溶解している O_2 の 2 つを合計したものである．上の式は 100 ml の血液中に含まれる酸素含量 (ml) をあらわすもので，ヘモグロビンに結合している O_2 が，溶解 O_2 に比べていかに多いかがわかる．例えば，Hg 15 g/dl，SaO_2 100 %，PaO_2 100 Torr としたとき，ヘモグロビン結合酸素は，20.1 ml/dl であり，溶解酸素は，0.3 ml/dl にしかならない．

　したがって，安静時に 1 分間およそ 250 ml も必要とされ，組織に運ばれる酸素量を実際に規定しているのは，①ヘモグロビン量（Hb），②酸素飽和度（SaO_2）と③心拍出量（l/分）の 3 つである．

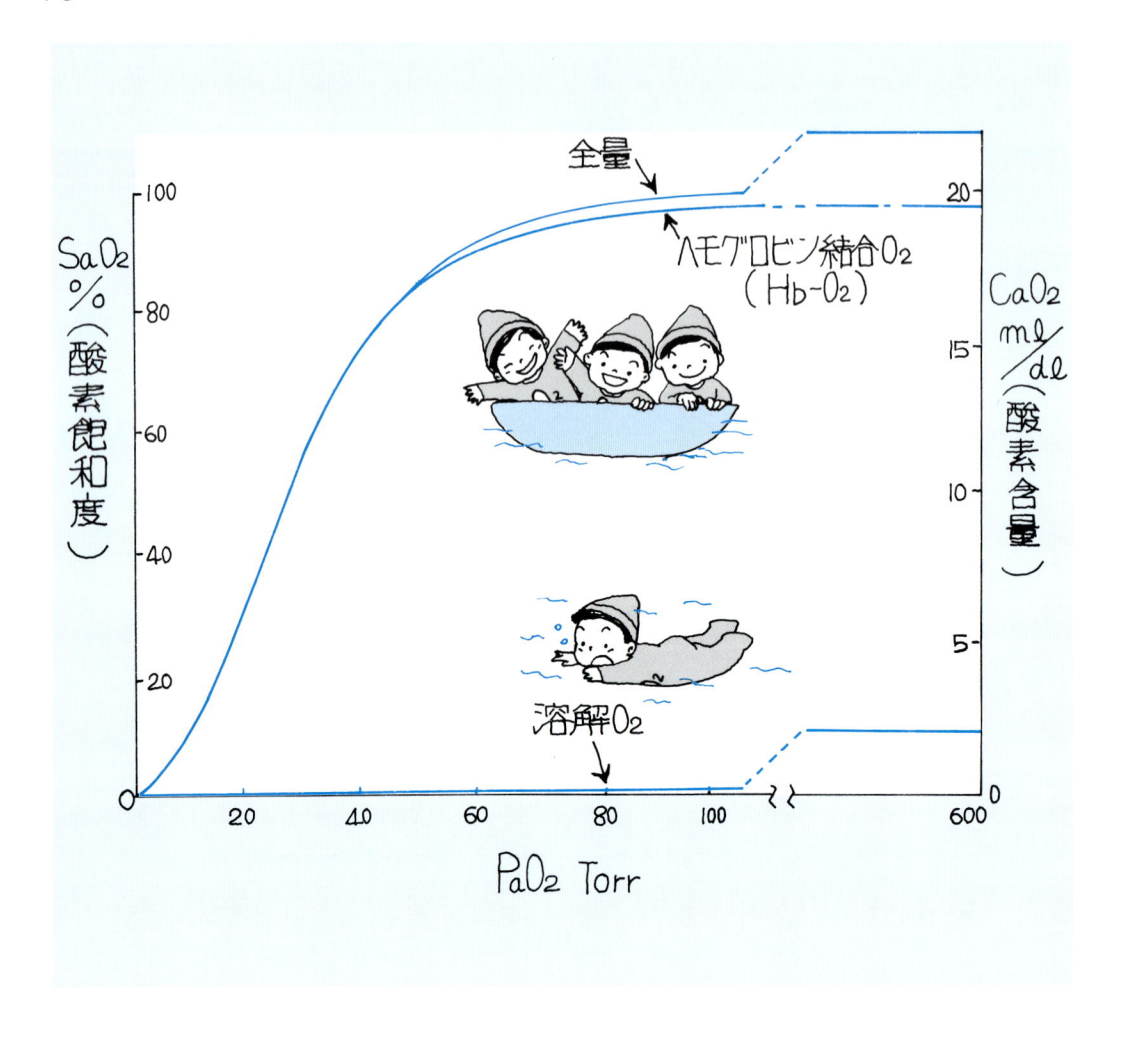

酸素含量からすれば，PaO_2 はヘモグロビン酸素飽和度が 90 % を越す 60 Torr あればなんとかなるから，80 Torr もあれば十分である．酸素投与によっていたずらに PaO_2 を 200〜300 Torr に上昇させても，害あって益はない．このような高酸素分圧は酸素含量にはほとんど影響しないからである．3 気圧の高圧酸素室では，PaO_2 は 400 Torr を上回るが，溶解酸素の量は 1.4 ml/dl ほどである．

略語説明 C

　大文字の C は，ガス含量 content の略．CaO_2 は，ヘモグロビン結合酸素と溶解酸素の両方を合せて，血液 100 ml 当り含まれている酸素の量のこと．

42. 低酸素血症はどこまで許されるか
——呼吸不全と酸素投与

酸素を投与すべき呼吸不全とは

- 肺胞低換気のみによる低酸素血症は，本来は換気補助による
- $AaDO_2$ 開大のみによる低酸素血症は，大胆な酸素療法を
- 混合型では，慎重な酸素投与を

酸素を投与すべき PaO_2 と，目標とする PaO_2

- 慢性呼吸不全では 55 Torr 以下は絶体適応，65 Torr 以下は相対適応
- 急性呼吸不全では，70 Torr 以下で投与
- 目標は，酸素飽和度 90 % を維持できる PaO_2

必要酸素濃度の求め方

- 酸素濃度 1 % 増やせば，PaO_2 は 7 Torr 上昇する

酸素投与しても PaO_2 が改善しないとき

- シャント（静脈性短絡）の存在

例題10 低酸素血症改善に必要な吸入濃度の求め方：室内気で PaO_2 59 Torr，$PaCO_2$ 42 Torr の患者がいた．この患者の PaO_2 を 80 Torr まで上昇させるために必要な酸素濃度（F_IO_2）はどのくらいか

解 答

F_IO_2 を 0.01（1 %）ふやすと，PaO_2 は約 7 Torr 上昇する．80−59＝21 Torr 増やすには 3 % 増やしさえすればよい．すなわち F_IO_2 は 0.24 である．ただし，大きなシャントのない場合である．

43. 酸素マスクの話（その1）
——換気量が減ると高濃度になる鼻腔カニューラ

		100％酸素流量 （l/分）	吸入気酸素濃度 （％）
鼻腔カニューラ		1	24
		2	28
		3	32
		4	36
		5	40
		6	44
酸素マスク		5〜6	40
		6〜7	50
		7〜8	60
リザーバー付マスク		6	60
		7	70
		8	80
		9	90
		10	99

酸素療法は低酸素血症の患者に対して，吸入気の酸素濃度（F_IO_2）を大きくすることによって，PaO_2を増加させるために行なう．

吸入器具には，F_IO_2を一定に設定できるものと，同じ流量のO_2を投与しても患者の換気量によってF_IO_2が変動するものがある．

前者はベンチマスクやネブロ，インスピロンなどであり，吸入気の必要量はすべてマスクから補給されるため高流量マスクとも呼ばれる．

後者は鼻腔カニューラ，フェイスマスク，エジンバラマスクなどであり，吸入気の一部はマスクを通じて，残りの吸入気は必要なだけ周囲から空気を吸うことになる．低流量マスクともいわれる．前頁の図は，酸素流量による吸入気酸素濃度のおよその目安を示す．しかし，低流量マスクの酸素濃度は，換気量によって変化するため，これはあくまで目安にすぎない．

鼻腔カニューラやフェイスマスクなど，低流量マスクはすべて患者の換気量が減ると高濃度になり，換気量が増えると低濃度になる．

> **例題11** 鼻腔カニューラで酸素を$2l$/分流した．もし，患者の1分間換気量が$7l$/分と$4l$/分では，患者の吸入気の酸素濃度（F_IO_2）は，計算上，それぞれどの程度になるか．

解 答

1分間に$2l$の酸素が流されている．仮に，この患者の吸気の時間と呼気の時間とが同じだったとしよう．そうすると，この患者が1分間にカニューラから吸った酸素（100％）の量は，半分の$1l$ということになる(呼気の時間に流れている酸素は無駄になるから)．ところが，この患者の換気量はもっと多い．不足分は空気（21％O_2）で補っている．

したがって，換気量の$7l$/分の場合：100％O_2が$1l$，21％O_2が$6l$で混合したと考えると，$1.0×1(l)+0.21×6(l)=2.26$，$2.26÷7(l)×100=32.2(\%)$ すなわち，計算上32％となる．換気量$4l$/分の場合：100％が$1l$，21％O_2が$3l$で混合したと考え，$1.0×1(l)+0.21×3(l)=1.63$，$1.63÷4(l)×100=40.8(\%)$，計算上は40％となる．すなわち，換気量が低下すると，同じ酸素流量でも高濃度としてはたらく．

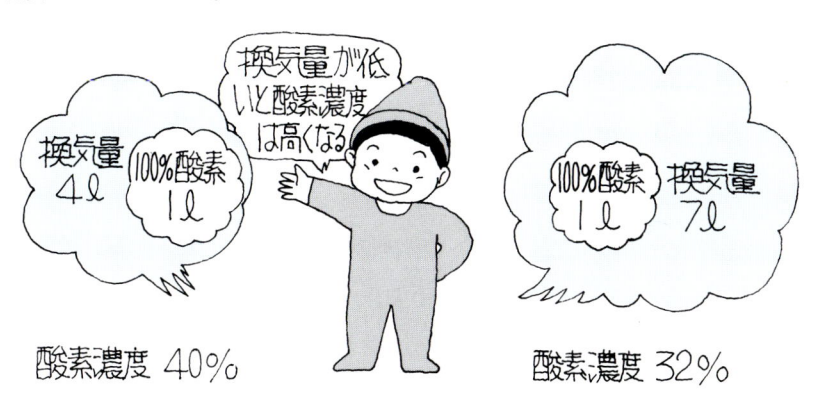

44. 酸素マスクの話（その２）
——ベンチマスクの穴はなぜ大きい

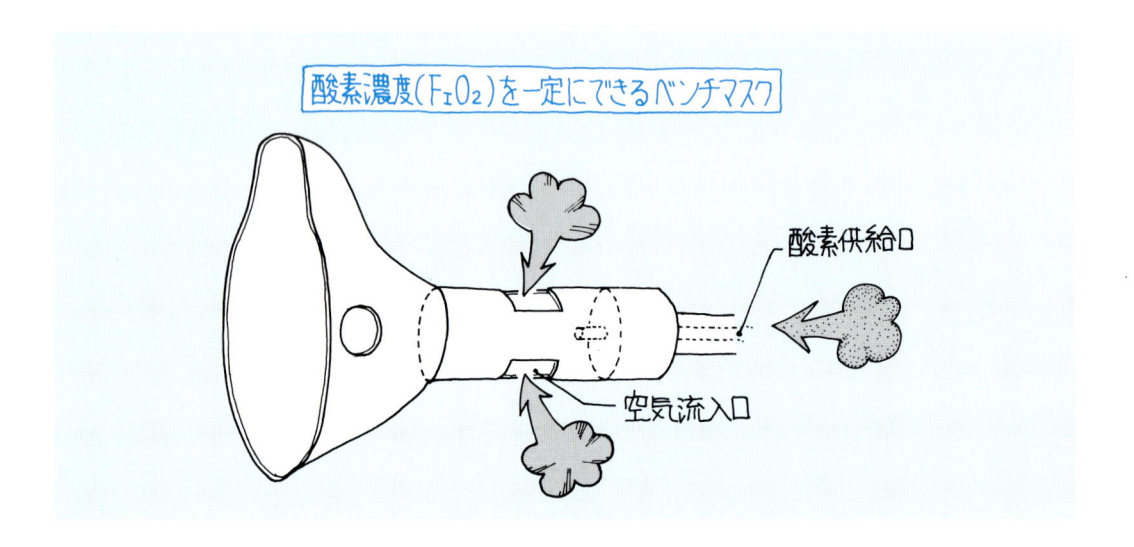

　ベンチマスクのように酸素濃度を一定にできるマスクは，吸入気の必要量のすべてをマスクから与えるものである．流す酸素の量と，空気の流入口の大きさをかえることによって，つくられる酸素濃度を調節する．原理は，ガスコンロの空気混合と同じように，ジェット気流で吹き出す酸素は気圧が低く，周囲から空気を吸い込むのだ．ベンチュリの原理と呼ばれている．

> **例題12**　24％用のベンチマスクで毎分 3 l の酸素を流すように指示されていた．マスクでつくられる24％酸素は毎分どのくらいの量だろうか．

解　答

　100％酸素 3 l と空気（21％酸素）x l を混ぜて，24％酸素が $(3+x)\,l$ できたとして，x の値を求めればよい．

　　$1.0 \times 3 + 0.21 \times x = 0.24 \times (3+x)$
　　$3 + 0.21\,x = 0.72 + 0.24\,x$
　　$0.03\,x = 2.28$
　　$x = 76$

答えは，毎分79 l だ．76 l も空気を吸い込んで100％の酸素 3 l と混ぜて，79 l の24％の酸素をつくりだしている．毎分79 l という量は，患者の換気量よりはるかに大きなものである．ベンチマスクの穴が，大きくてもよいのはそのためなのだ．

45. 酸素マスクの話（その3）——呼気に無駄になる酸素

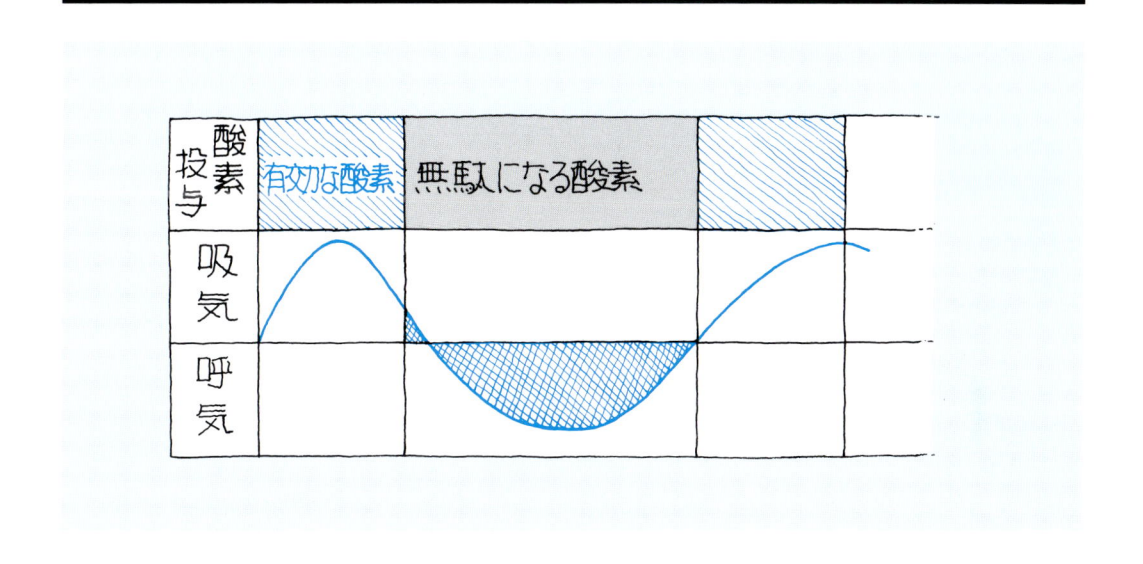

[図：酸素投与・吸気・呼気のタイミング図。「有効な酸素」「無駄になる酸素」の区分が示されている]

　例題11で，呼気の間に流れている酸素は無駄になるといった．本当は，吸気の終わりの酸素も，死腔に留まって無駄になるのだ．酸素投与の無駄をなくすことは，ボンベのように限られた酸素供給装置を使う場合には重要だ．そのため，吸気のときだけ酸素を送る器具（ディマンド・バルブといわれる）や，呼気の間に流れる酸素を蓄えるリザーバーが使われている．

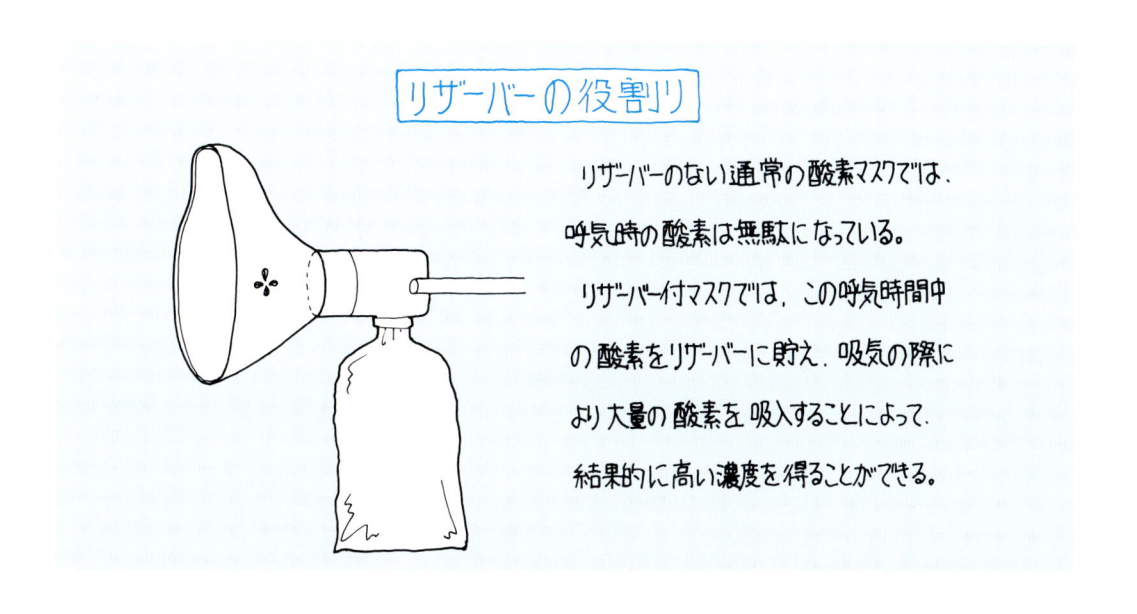

リザーバーの役割り

リザーバーのない通常の酸素マスクでは，呼気時の酸素は無駄になっている．

リザーバー付マスクでは，この呼気時間中の酸素をリザーバーに貯え，吸気の際により大量の酸素を吸入することによって，結果的に高い濃度を得ることができる．

46. 慢性呼吸不全と在宅酸素療法

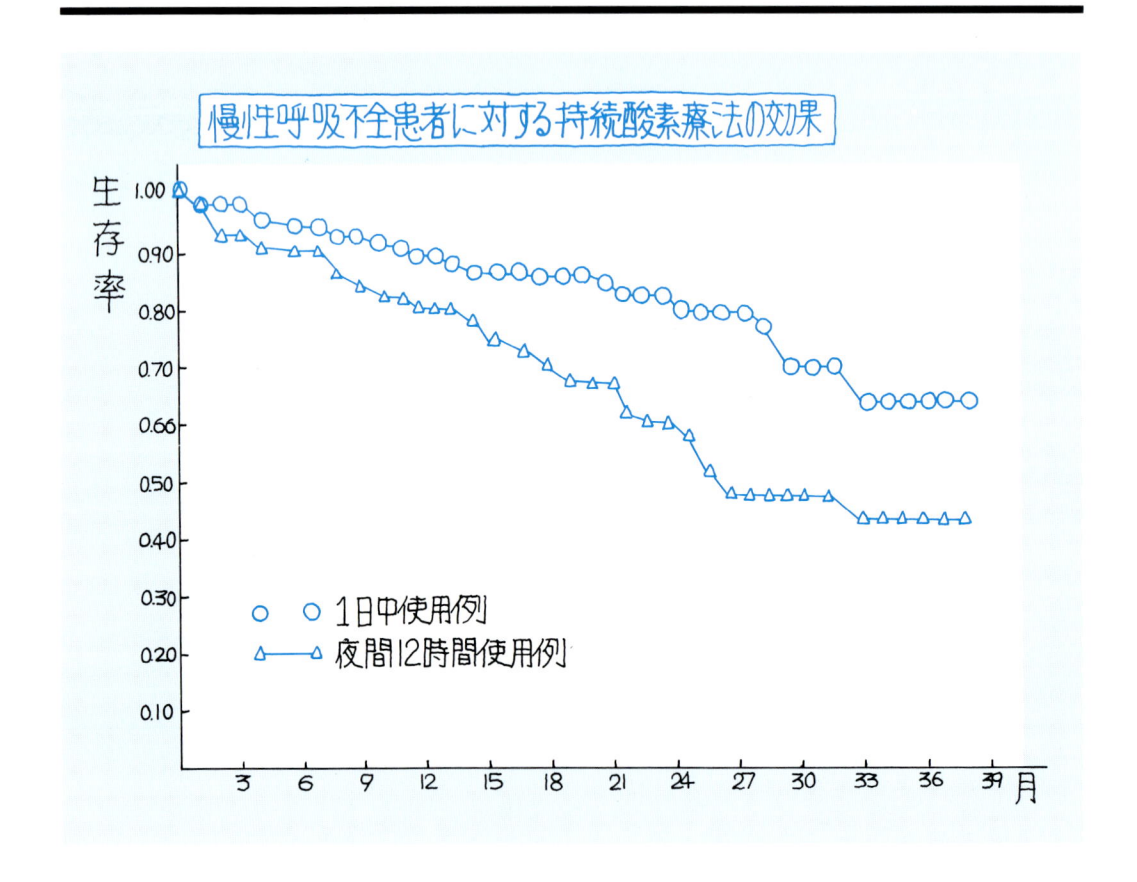

慢性呼吸不全患者に対する持続酸素療法の効果

生存率 縦軸（0.10〜1.00）、横軸：月（3〜39）
○ 1日中使用例
△ 夜間12時間使用例

　かつて，酸素療法は急性の低酸素症に対して，救命・救急的な意味で行なわれてきた．しかし，最近この考え方は大きく変わってきている．肺気腫をはじめとする閉塞性肺疾患や，肺結核によって低肺機能に陥った人たちが高年齢化とともに慢性の低酸素血症（慢性呼吸不全）に陥る人がふえてきたからである．低酸素血症が長期に続くと，二次的な肺高血圧を起こし，やがて肺性心へと進展する．仮に息切れはがまんできたとしても，諸臓器が PaO_2 の極端な低下に順応することはないからである．この人々には，ほんのわずか，F_IO_2 を上げてやることによって，PaO_2 は健康人に近いレベルにもち上げることができる．F_IO_2 が 0.21 より高い環境をつくってあげること，これが低流量持続酸素療法の考え方である．アメリカやイギリスの成績では，持続酸素療法を行なっている人と行なわなかった人では，同じ慢性呼吸不全でも生存期間に明らかな差がでている．1日の吸入時間は，長いほどよいようである．

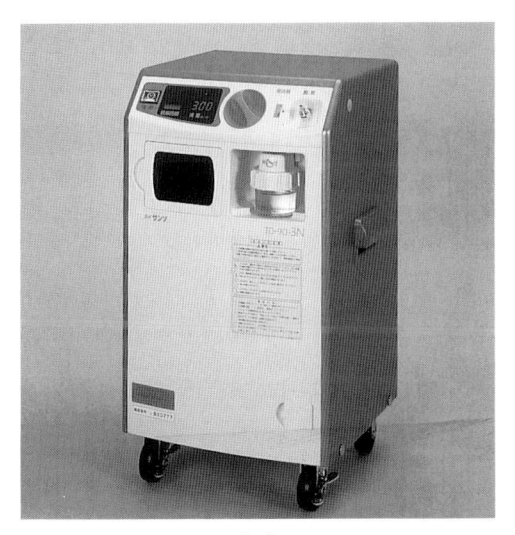

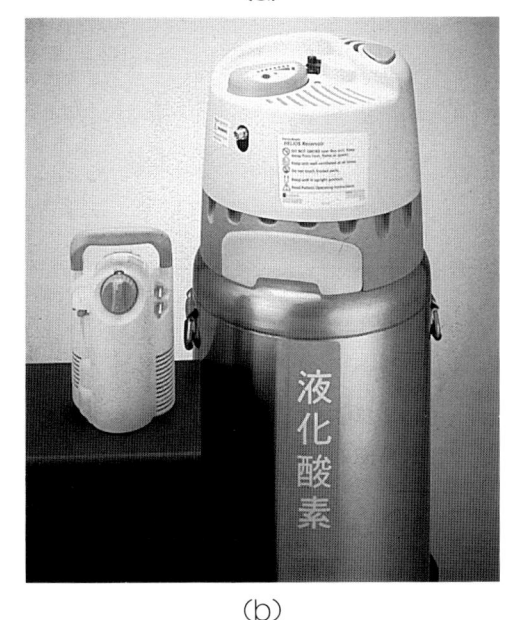

(a) 吸着型酸素濃縮装置（帝人株式会社製 ハイサンソ TO-90-3N）
(b) 家庭用液体酸素容器(右)，携帯用容器（左）（マリンクロット社製）
(c) 呼吸同調酸素供給調節器と携帯用軽量酸素ボンベ（帝人株式会社製）

　自宅で持続酸素療法を行なうために，ボンベも使われるが，安全性と経済性のうえから，海外では空気中の酸素を濃縮して患者に供給する濃縮器が普及しており，わが国でも使用がふえてきた．

　酸素濃縮装置には，高分子膜を通して窒素だけをふるい分ける方法（膜型，酸素濃度約40％）と，窒素だけを特殊な物質に吸着させて取り除く方法（吸着型，酸素濃度90％以上）があり，吸着型の方がよく使われている．この他に最近では，家庭で使える液体酸素の利用が進みつつある．同じ容量で圧縮ボンベより5〜6倍の酸素供給能力があるため，携帯用装置としても使いやすい．

47. 酸素投与の副作用——CO_2 ナルコーシスと酸素障害

　酸素療法で投与される酸素は薬物とみなされるべきものだ．したがって，あらゆる薬物と同様に，その副作用も知っておかなければならない．

1. CO_2 ナルコーシス

　その1つは，とくに高 CO_2 血症を伴う慢性呼吸不全患者への，不注意な高濃度酸素の投与によって引き起こされる CO_2 ナルコーシスである．この発生機序としては，慢性的に高炭酸ガス血症にある患者は，CO_2 蓄積に対して反応する延髄の化学受容器が鈍麻した状態にある．そのために換気の刺激は，低酸素血症の刺激（anoxic drive）にもっぱら頼っている．

　このような状態で，酸素投与を行なって PaO_2 を正常化すると，低酸素血症による換気刺激が失われ，換気はさらに小さくなり，急速に CO_2 の蓄積が生じるとする低酸素換気ドライブ解除説と，最近では酸素投与によって低換気領域での低酸素性肺血管攣縮が解除され，換気血流不均等分布が著しく増悪するとする換気血流不均等分布説が考えられている．こうして生じる意識障害（昏睡），重症呼吸性アシドーシス，自発呼吸減弱が CO_2 ナルコーシスであり，生命の危険を生じる．

　CO_2 ナルコーシスの危険を避けるには，もともと CO_2 が高いことが予想される患者には，はじめは 0.5〜1 l/分程度の酸素投与を行ない，PaO_2 を上げすぎないようにする．または，呼吸促進剤を投与しながら酸素を流す．

　不幸にして，CO_2 ナルコーシスに陥らせてしまった場合，気管内挿管による機械呼吸がしばしば必要となる．しかし，CO_2 ナルコーシスを恐れるあまり，患者が必要としている適切な酸素療法を行なわないで，高度の低酸素血症に放置しておくことは許されない．

2. 高濃度 O_2 による肺障害（酸素中毒）

　もう1つの副作用は，高濃度酸素による肺の障害である．100％ O_2 を 24〜48 時間吸入すると，肺毛細血管の内皮細胞の障害が起きるといわれる．50％以上の濃度の長時間吸入ではなんらかの危険性がある．進行すると，成人呼吸窮迫症候群（ARDS）にみられる臨床像を呈するようになり，ますます，高濃度の O_2 吸入が必要となり，悪循環に陥る．

　これを避けるには，50％（F_IO_2 0.5）以上の濃度をできるだけ 48 時間以上続けないようにする．難治の低 O_2 血症を改善させるためには，他の治療法の併用を考えなければならない．例えば，CPAP（continuous positive airway pressure，持続陽圧呼吸）や PEEP（positive endexpiratory pressure，呼気終末陽圧呼吸）といった呼吸管理によって，F_IO_2 を多少とも下げることができる．

48. 酸素吸入下の歩行練習

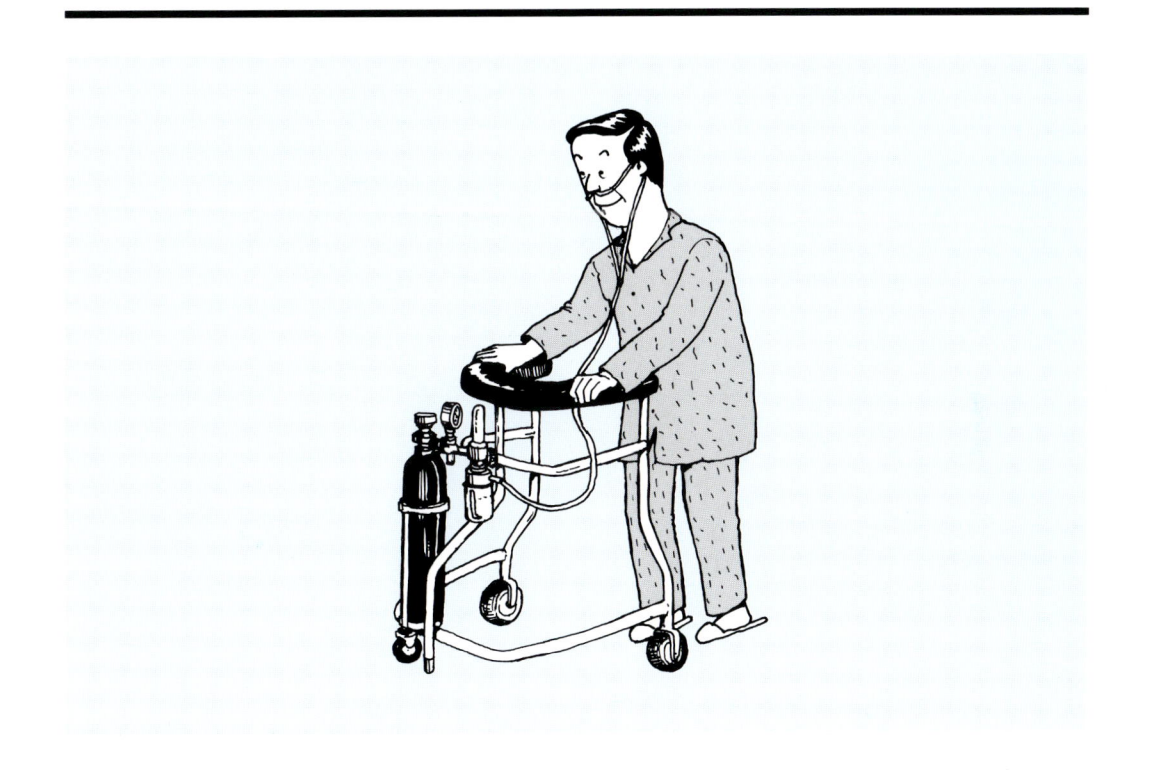

　低酸素血症の患者が酸素吸入を受けながら運動するなどは，昔は常識はずれのことであった．慢性呼吸不全患者は，労作時呼吸困難のために，しだいに身体を動かさなくなり，放置すると寝たきりになってしまうことが多い．

　適度の運動は，急性期で安静を必要とする患者以外では，どのような患者にも大切である．ふだんスポーツをしない人が，ある日思いたってジョギングをはじめたとしよう．最初の日は500mも走らないうちに息が切れるだろう．しかし毎日，少しずつ走るうちに，やがて長い距離を難なく走れるようになる．これは，肺活量や，1秒率などの呼吸機能が改善したからだろうか．そうではなく，酸素をとり込む能力（最大酸素摂取能力）や，組織の酸素を利用する能力が増進したからだといわれている．

　この点は慢性呼吸不全患者のトレーニングにおいても同じである．呼吸不全患者では，酸素を吸入すると，運動時の息切れは軽くなる．運動時は安静時に比べ数倍（持久走などでは10倍近い）の酸素を必要とするからである．慢性呼吸不全患者に酸素投与下で走行練習を行なうのはこのためである．通常4～6l/分の酸素を鼻腔カニューラで投与する．運動中は，このように大量の酸素を与えても，CO_2ナルコーシスは生じない．

なぜ酸素を投与しながら運動するのか？

健康人の肺

呼吸仕事量 → 小さい　　取り込むO₂ → 多い

呼吸不全患者の肺

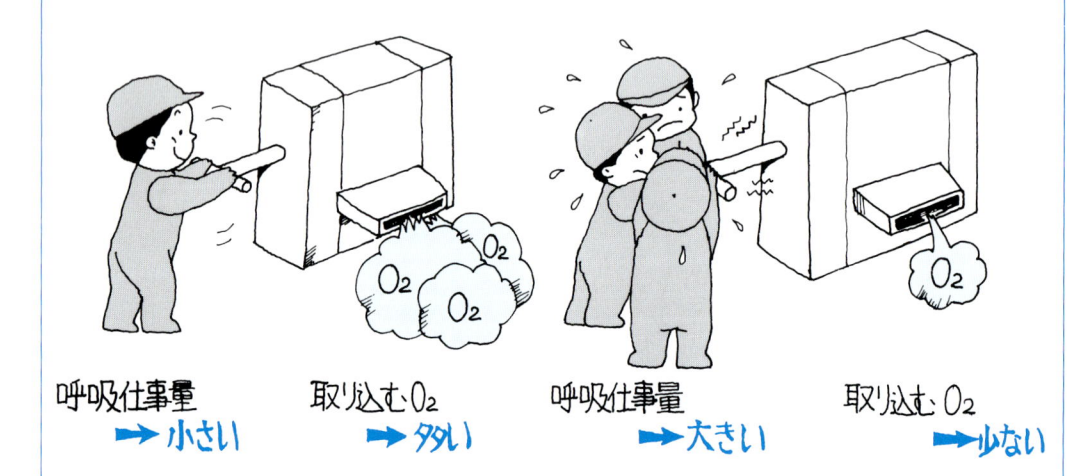

呼吸仕事量 → 大きい　　取り込むO₂ → 少ない

　運動中は，ヒトは換気量を増やし，酸素の取り込みを多くする．しかし，慢性呼吸不全患者の運動中の酸素摂取の能力は，健康人に比べ劣っている．

　それは，次のような意味だ．第1に，同じだけ換気量を増やしても，取り込める酸素の量が少ないこと．第2に，もともと，取り込んだ酸素のうち換気運動のためだけに使われる割合が多いことである．そのような不能率さを酸素投与によって補うのだ．

在宅酸素療法患者のQOL

　いま全国で行われている在宅酸素療法は，医学的に呼吸不全患者の生存期間を延長させることに役立っているだけではない．在宅酸素療法は，こうした患者さんが長期の入院や，家で寝たきりにならないで，より良い生活を送ってもらえるために大切な役割を果たしている．そのためには，酸素を吸入しながら少しでも積極的な生活ができるように，周囲の理解と援助が必要である．家庭での日常の介護とともに，地域の開業医や保健師の援助，病院での外来指導や訪問看護，そして急性増悪に対する早期の対応などが重要になっている．

コーヒーブレーク　父の喘息死と医学の定説

　私が小学校6年生であった，昭和29年のある日曜日のこと．その日は朝から雨が降っていた．七五三のお祝いのちらし寿司で満腹した父は，夕方から激しい喘息発作に襲われた．幼ない頃から見慣れていたそれとは違う激しいものであった．意識は混濁し，失禁し，わけの分からないことを口走っていた．今で言う，肺性脳症であった．やがて開業医であった祖父の打ったモルヒネが効いて，父は眠った．そして明け方，父が呼吸をしていないのを母が見つけた．

　父は，昭和20年代喘息治療にさかんに行われた頸動脈体の摘除[1]を受けていた．しかも，両側ともであった．1930年代の初めハイマンによって見いだされた頸動脈体の化学受容体としての役割は，すでに学問の上では知られてはいた．しかし，当時の流行であった頸動脈体摘出を止めるほどの重みはなかった．無論，今ではこの様なことを喘息治療に行うことはない．

　そして，あの日の症状，肺性脳症が，わが国で広く知られるようになったのは，それから10年も経った神経病学会におけるシンポジウムが契機であった．

　祖父が学んだ昭和の初めの教科書[2]には，「余り，推賞すべきものではない」としながらも，治療薬の一つにモルヒネがあげられていた．しかし，私が医学部に進んで最初に手にした20年後の教科書[3]には，「モルヒネは…酸素欠乏やCO_2増加に対する感度を鈍くするので使用しない．使用すると，しばしば死亡する」と明快に記されていた．すでに老いた祖父に，そのことを話したことはない．だが，私の教科書のその部分には，今は亡い祖父のインクの痕があった．

　今なら，モルヒネの呼吸抑制作用のことは誰でも知っている．そして，輸液やステロイド・気管支拡張剤を投与し，血液ガスを測りながら酸素吸入をしたり，レスピレータを使うだろう．

　ある時代の医学の定説は，決して永遠不朽のものではない．そして，医療はいつもその時代の枠を越えることはできない．このことを私が知ったのは，こんな身近な出来事からであった．　　　　　　　　　　　　　　（工藤翔二）

文献：
1) 中山恒明著：頸動脈毬（腺），学術書院，昭和23年
2) 辻　寛治著：気管支喘息（第二版），p 73，金原商店，昭和14年
3) 沖中重雄改訂，呉建・坂本恒雄著：内科書（下巻），p 721，南山堂，昭和36年

第4章

pHと酸・塩基平衡

49. 生命は海から生まれた——細胞をとりまく環境

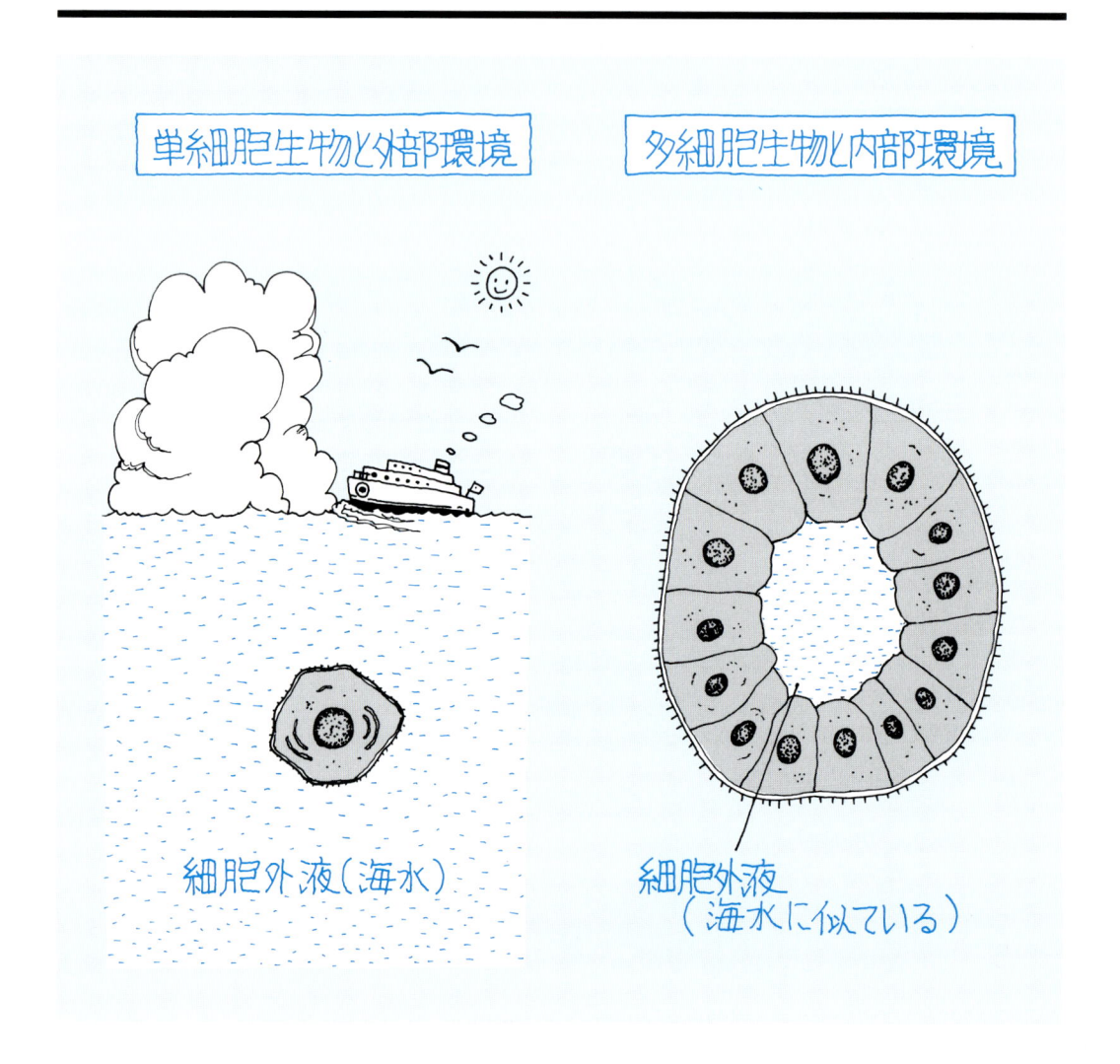

単細胞生物と外部環境

細胞外液（海水）

多細胞生物と内部環境

細胞外液
（海水に似ている）

　いまから12億年前，この地球上に初めての生命が誕生した．それは，原始の海と呼ばれる海水の中であった．そのとき，生物としての最も小さな単位である細胞は，海水との間で直接，水分や塩分（電解質）の調節をしていた．やがて，多くの細胞が集まった多細胞生物が生まれ，陸に上がって生活するようになると，生物は原始の海水に似た液体の環境を身体の中につくるようになっていった．19世紀の有名なフランスの生理学者クロード・ベルナールは，これを多細胞生物の「内部環境」と名付けた．身体を構成する細胞は，この内部環境との間で，さまざまな調節機能を営んでいる．生物は，この内部環境があるからこそ，陸上で独立した個体として生活することができるのだ．

50. 体液のpHはいつも一定でなければならない

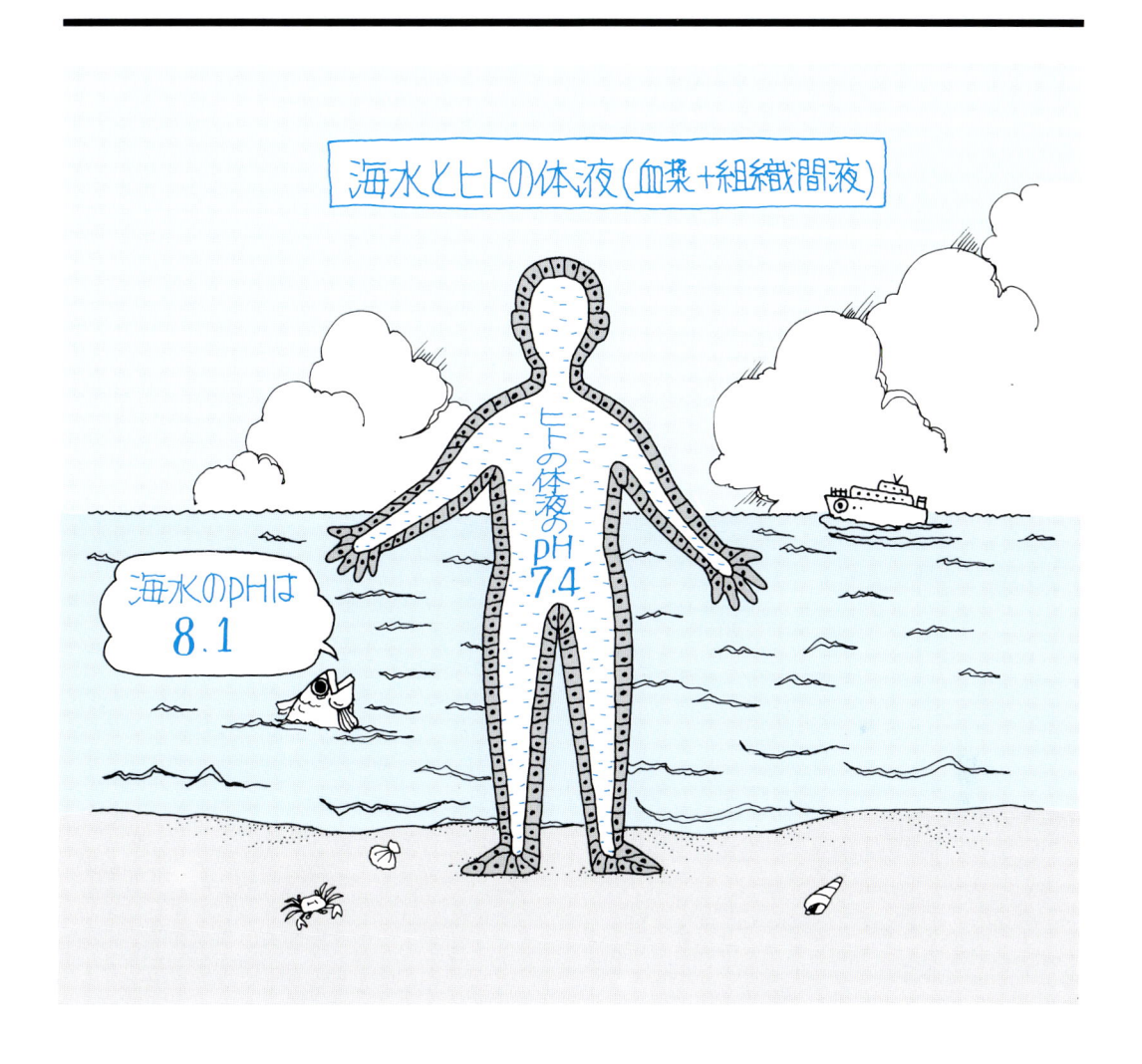

海水とヒトの体液（血漿＋組織間液）

ヒトの体液のpH 7.4

海水のpHは 8.1

　多細胞生物の細胞をとりまく液体の内部環境は，体液（正確には細胞外液）と呼ばれる．ヒトでは，血管の中を流れる血液の液体成分（血漿）と組織のすきまを埋める組織間液の2つである．体液は細胞を包む直接の環境であるため，塩分（電解質）の濃さや浸透圧といった液体の性質は，いつも一定に保たれていなければならないのだ（体液の恒常性）．

　なかでも大切なものは，pH（ペーハー）で示される体液の酸・塩基（アルカリ）の性質である．ヒトの体液（血液）のpHは，いつも7.4を中心として前後0.05の狭い範囲に保たれている．昔，リトマス試験紙で習ったように，pH 7.0が中性だから，ヒトの体液はわずかにアルカリ（塩基）性に傾いている．

51. ヒトの生存可能なpHは6.8〜7.8

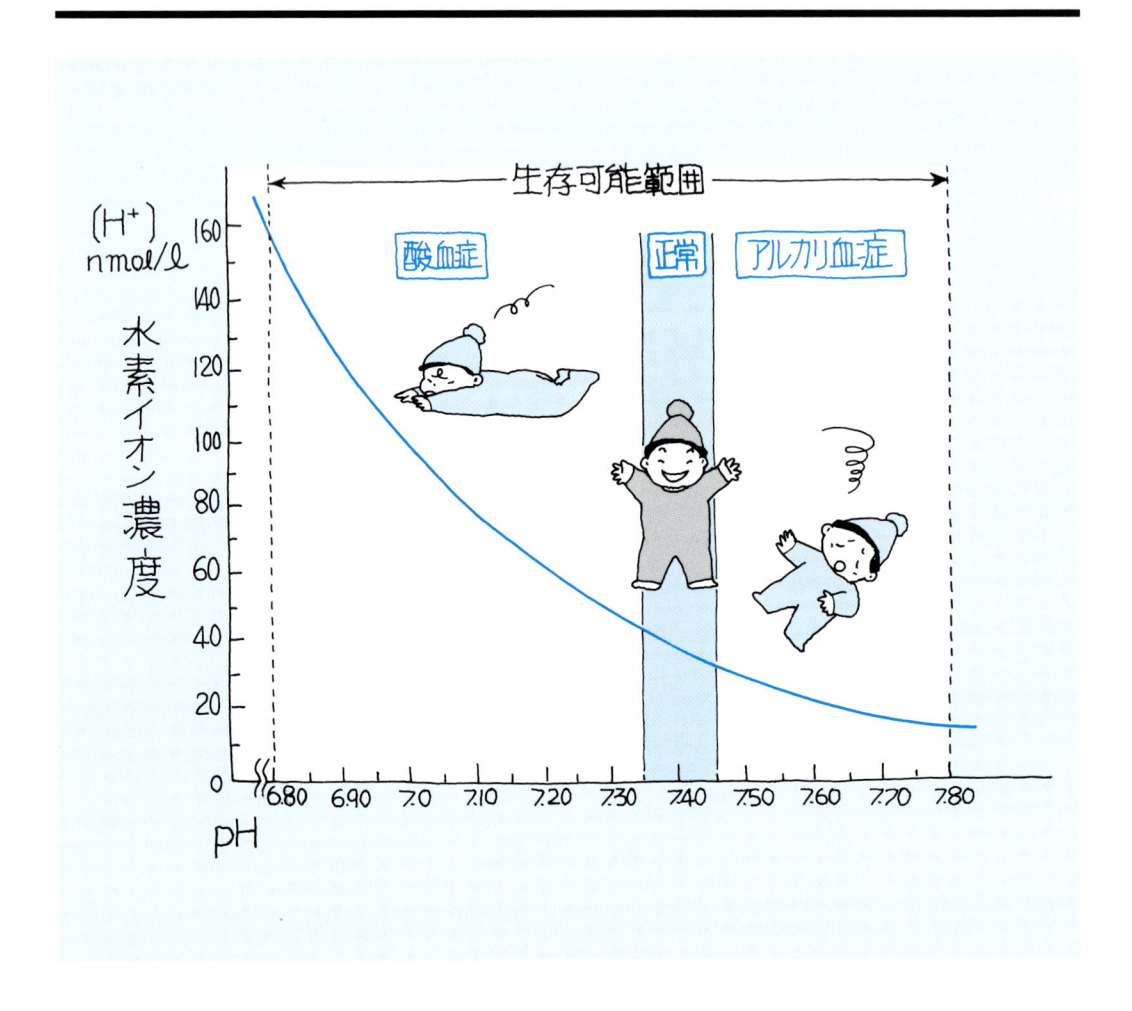

しかし，細胞は生きているかぎり絶えず膨大な量の酸がつくり出されており，それを受け取る体液も調節機構がなければ，とうていpHの恒常性を維持することはできない．この調節がくずれて体液のpHが7.4でなくなることが起こる．体液（血液）のpHが7.35以下になったとき酸血症といい，7.45以上になったときアルカリ血症と呼んでいる．どちらも病的な状態である．ヒトは，pH 6.8から7.8の間でしか生存できない．

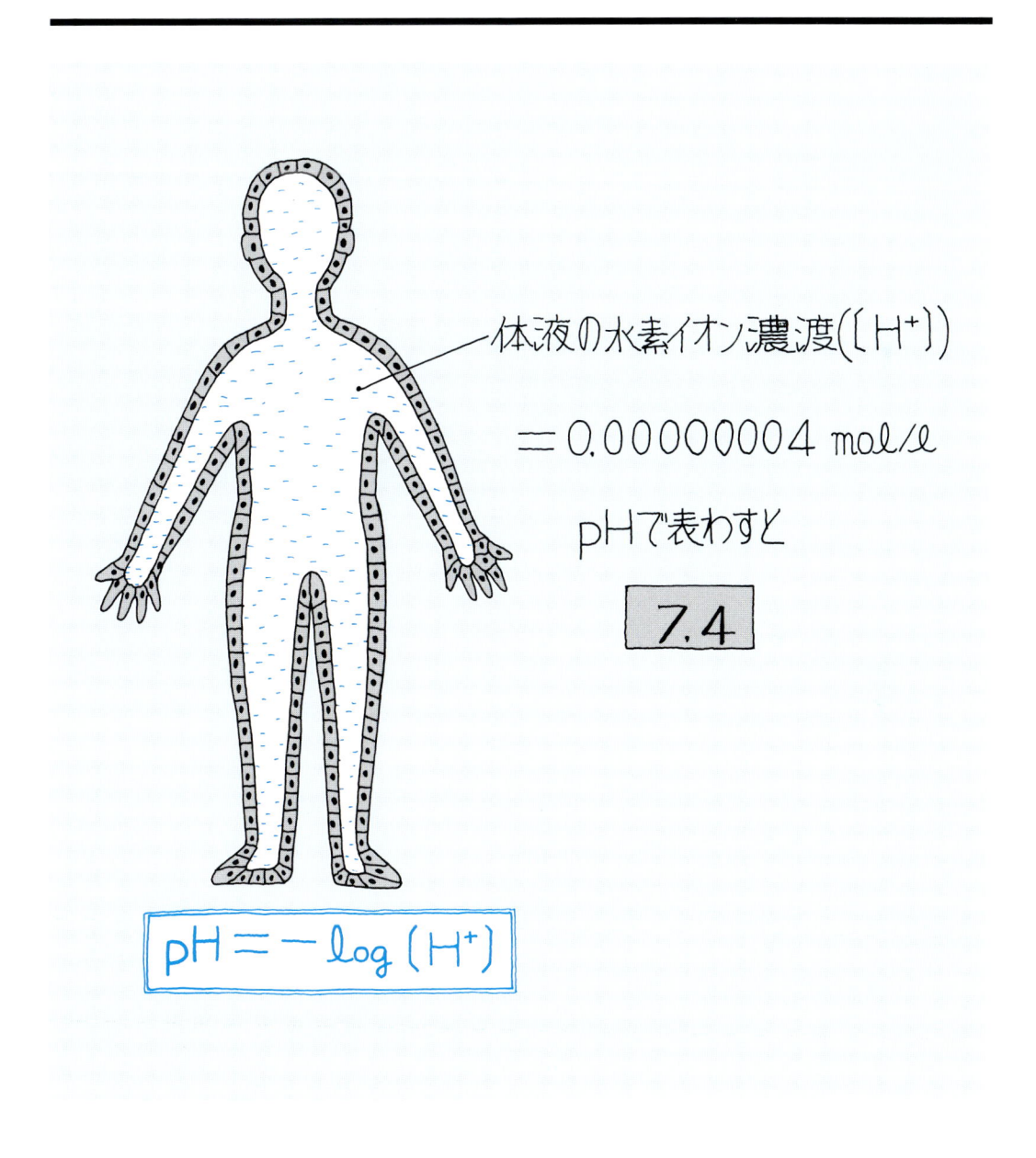

52. そもそもpHとはなにか
——水素イオン濃度（[H$^+$]）の便利な表現法

体液の水素イオン濃度（[H$^+$]）

$= 0.00000004$ mol/ℓ

pHで表わすと

7.4

$$pH = -\log[H^+]$$

　ここで，われわれが酸・アルカリの指標として便利に使っているpHの意味をはっきりさせておこう．そもそもpHとは何だろうか．それは，液体の中に溶けている水素イオンの濃度（[H$^+$]）の1つの表わし方なのだ．

94頁の図をみると，横軸がpHで，縦軸がnmol/lの単位で表わした水素イオンの濃度（[H^+]）になっており，曲線のような一定の関係のあることがわかる．図からわかるように，pH 7.4は，ちょうど水素イオン濃度40 nmol（ナノモルと呼ぶ）にあたる．nmolとは10億分の1 mol（モル）のことである．すなわち，0.00000004 mol/lである．こんなにたくさんのゼロのついたmolで表わすより便利な方法はないものかと，考え出されたのがpHという表わし方なのだ．

pHは，molで表わされた水素イオンの濃度（[H^+]）の逆数を対数で表現したものである．すなわち，pH＝log 1/[H^+]＝－log[H^+]なのである．これは，水素イオン濃度が大きければpHは小さく（酸性に），水素イオン濃度が小さければpHは大きく（塩基性に）なることを意味している．

前に述べたように，体液のpHが一定であるということは，体液の水素イオン濃度（[H^+]）が一定であるということなのだ．

ここで，[H^+]＝0.00000004 mol/lが，本当にpH 7.4になるかどうかを確かめておこう．

$$\begin{align}pH &= -\log[H^+]\\ &= -\log 0.00000004\\ &= -\log 4 \times 10^{-8}\\ &= 8 - \log 4\\ &= 8 - 0.6\\ &= 7.4\end{align}$$

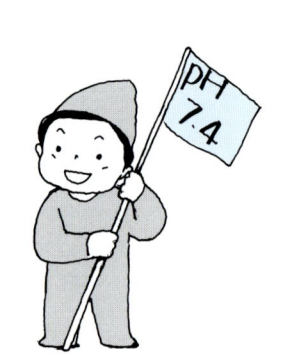

確かに，[H^+]＝0.00000004 mol/lは，pH 7.4である．

覚えておくと便利なこと―まだ余裕のある人へ

pHと[H^+]の関係は，式で表わせばたったpH＝－log[H^+]である．しかし対数表や計算機のないときどうしたらいいだろう．
　pH 7.2〜7.5の範囲では：
　　pH＝7.XYのとき
　　[H^+] nmol/l＝80－XY と概算できる．

53. 水素イオン（H⁺）を与える「酸」と，受け取る「塩基」

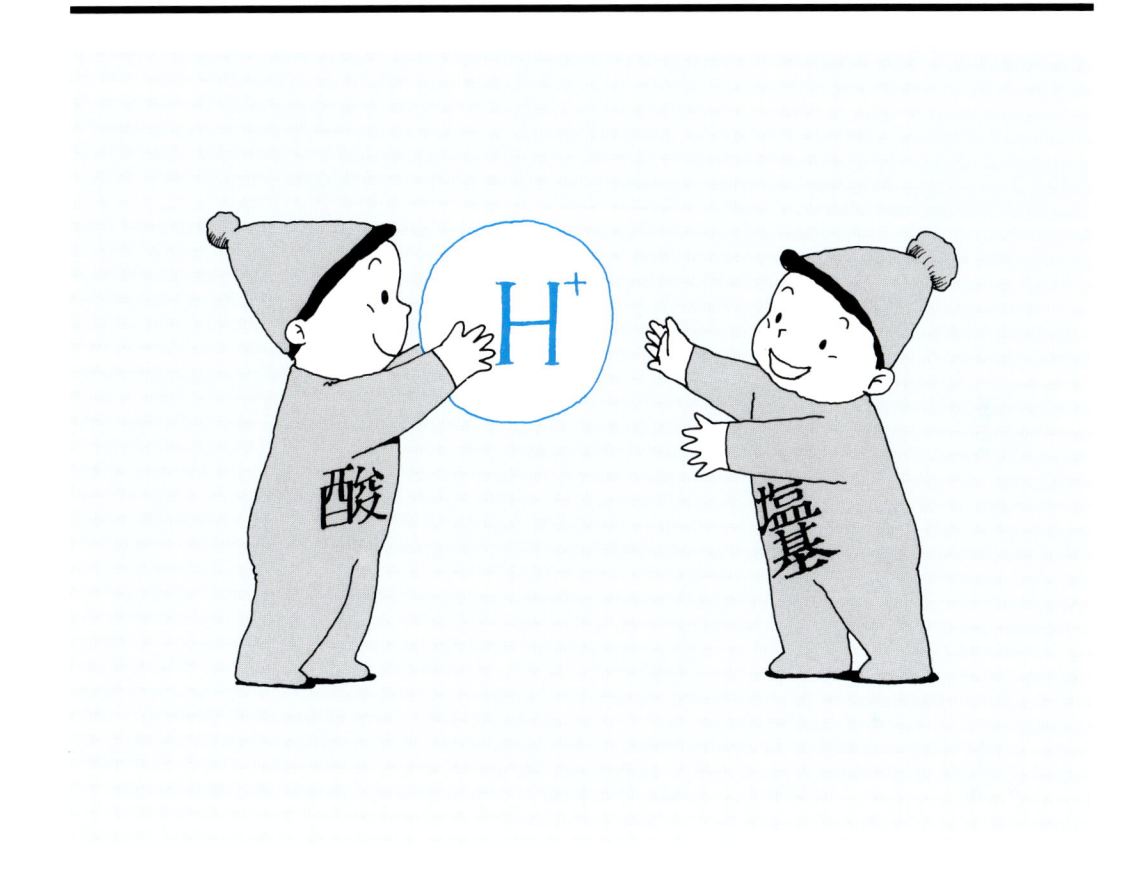

　ヒトの身体の中で体液のpH，言い換えれば水素イオン濃度を一定に保つ仕組みを理解するためには，もう1つ知っておかねばならないことがある．「酸」とは何か，「塩基（アルカリ）」とは何か，ということである．「酸」とは，水素イオンを放出するもの，「塩基」とは，水素イオンを受け取るものと覚えておこう．しかも，1つの「酸」には，必ず対になる「塩基」（正確には，共役塩基という）が存在しており，両者の間では水素イオンを仲立ちとして，たとえば $HCl \rightleftarrows H^+ + Cl^-$ のように，下のような関係が成り立っている．

$$酸 \rightleftarrows H^+ + 塩基$$

　体液の中には，さまざまな酸と対になった塩基（共役塩基）が存在している．実は，この対になった酸と塩基の存在こそ，体液のpH，すなわち水素イオン濃度を一定に保つために重要な役割をもっているのだ．

54. 体液に仕組まれたスプリング——緩衝系

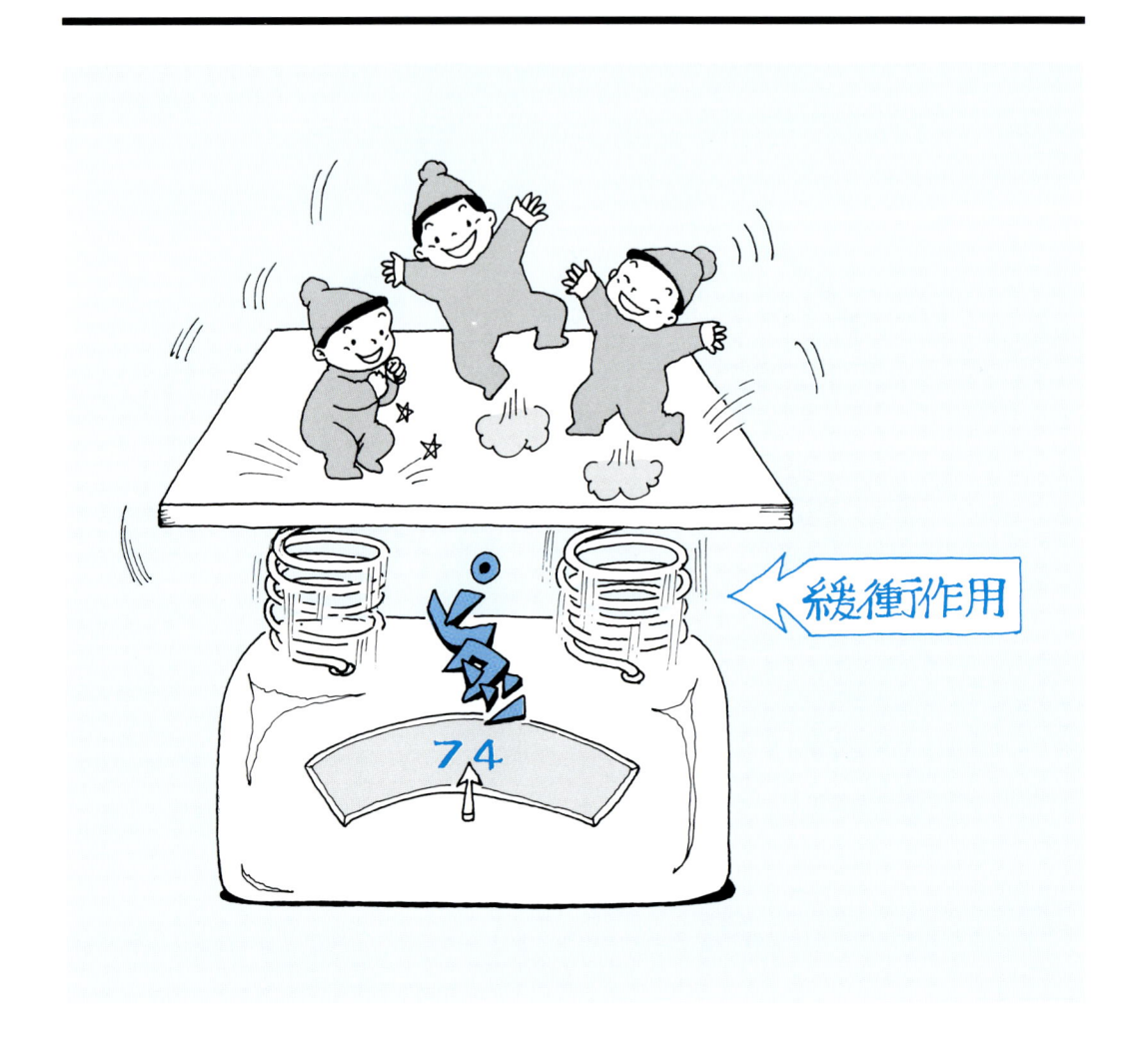

　塩酸(HCl)は，強い酸であることは誰でも知っている．ビーカーに入れた水に塩酸を数滴垂らしただけでも，水のpHはたちまち下がって，酸性になってしまうだろう．いい換えれば，塩酸のもたらす水素イオンが急激に増えたからである．ところが，動物の血液に同じように塩酸を注射しても，pHはあまり変わらない．なぜだろうか．

　加えられた水素イオンを消費する仕組みがあるからに違いない．このような体液のpH（水素イオン濃度）の変化を最小限にとどめるスプリングの役割を果たしているものは，体液がもっている酸と対になった塩基（共役塩基）の存在である．その塩基が加えられた水素イオンと結びついてしまう．これを緩衝系といっている．

体液の緩衝作用

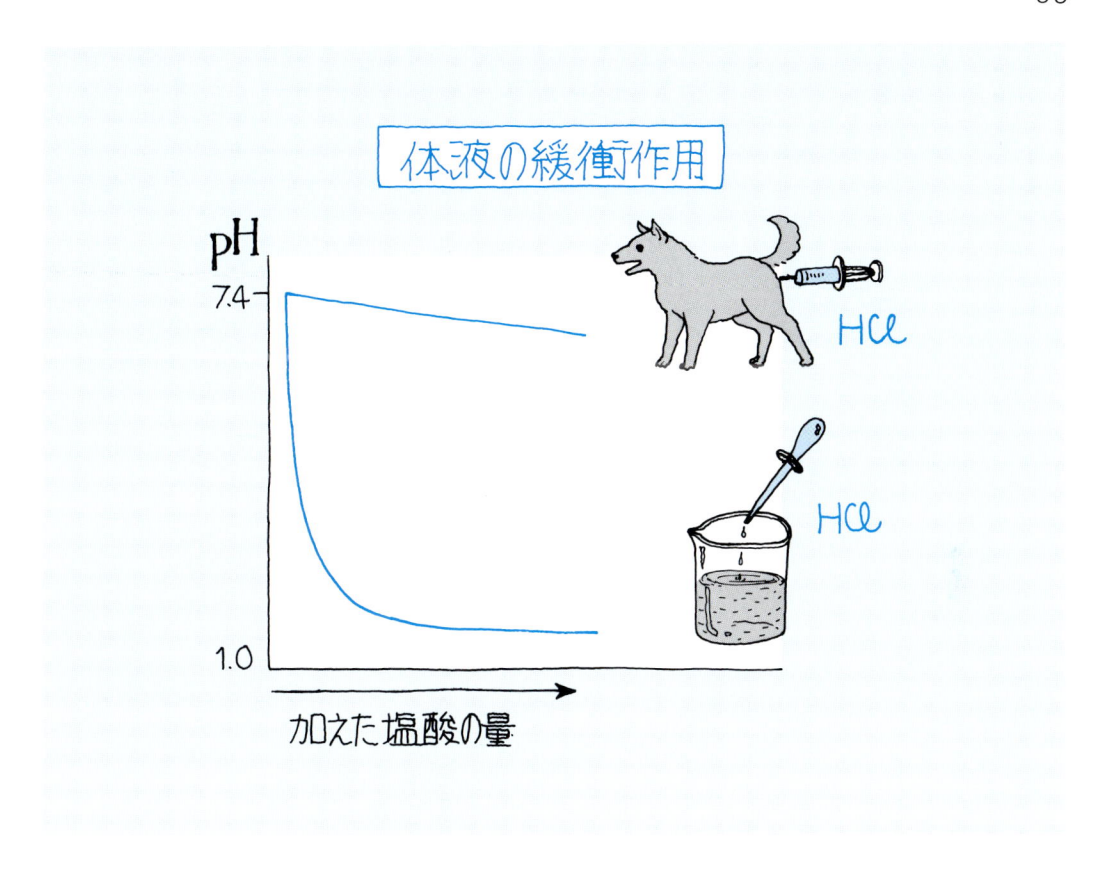

（図：pH 7.4 から始まる曲線と、1.0 まで下がる曲線。横軸は「加えた塩酸の量」。イヌにHClを注射する図とビーカーにHClを滴下する図）

　これまで細胞外液のことを体液ということばで表わしてきた．正確には，細胞の中の液体（細胞内液）も体液の1つだ．ふつうヒトの体液量は体重の約60％であり，その2/3が細胞内液で，1/3が細胞外液（体重50 kgのヒトでは10 kg）である．この細胞外液の1/4が血漿として血管内に，3/4が組織間にある．

緩衝という言葉

　広辞苑には，「二物間の衝突や衝撃をゆるめやわらげること．また，そのもの．」と説明がある．自動車のバンパーなどの緩衝装置，対立する国の中間に設けられた緩衝地帯など，いろんなところに使われている．生体では，関節の中（関節包）の液体や背骨（椎体）の間にはさまれる軟骨も緩衝装置の役目をしている．体液がただの水でなく，酸・塩基の緩衝液であることは，10数 l の限られた体液（細胞外液）を内部環境としているヒトにとってまことにありがたいことなのだ．

55.「水素イオン」は，さまざまな緩衝系の共通のかなめ

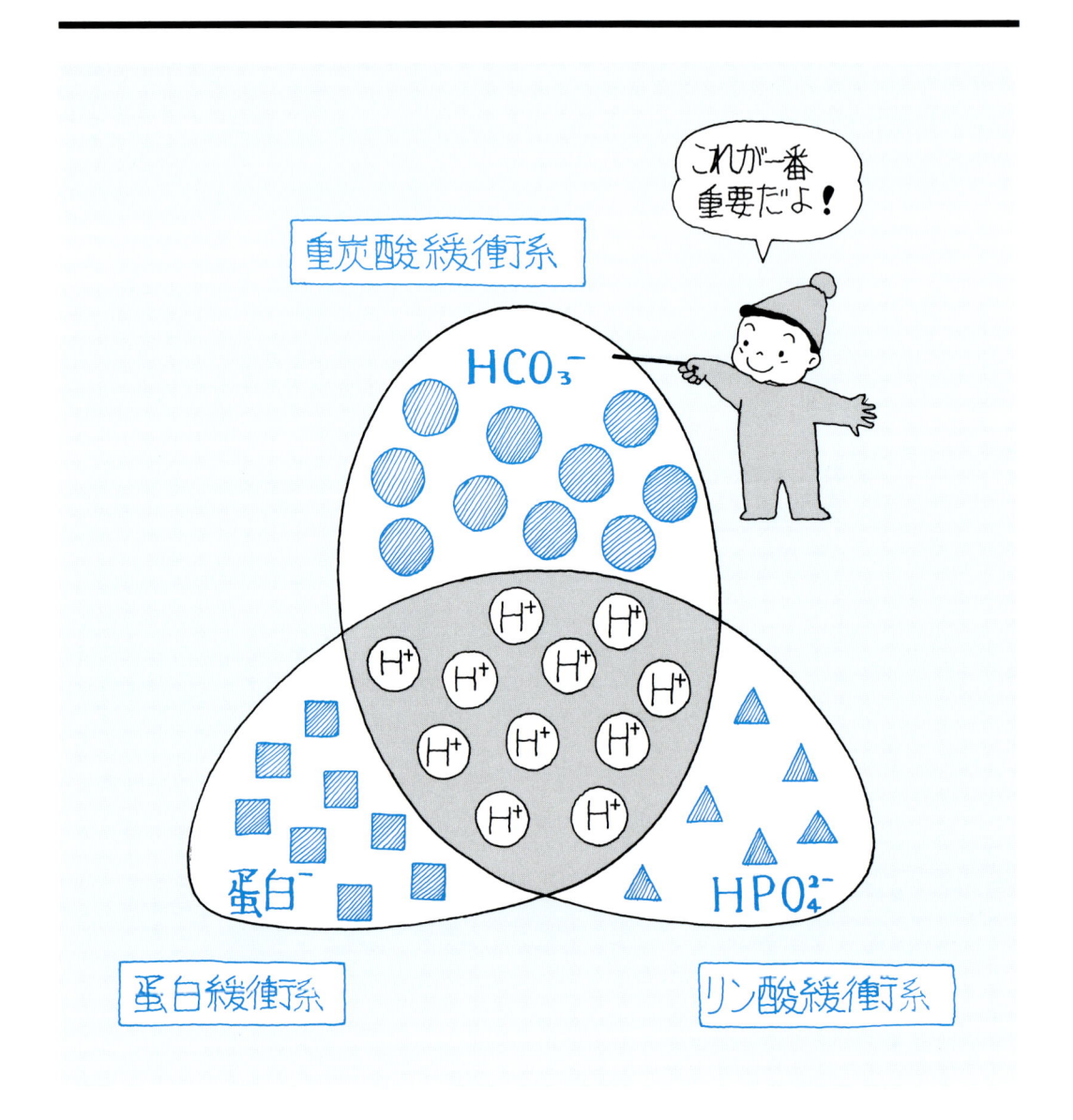

体液の中には，さまざまな緩衝系が存在している．なかでも重要なものは，重炭酸緩衝系，リン酸緩衝系，蛋白緩衝系，ヘモグロビン緩衝系である．

ここでわかるように，水素イオン（H^+）はすべての緩衝系に共通した因子であるということである．したがって，体液中の1つの緩衝系の酸と塩基の濃度が決まれば，水素イオン濃度（$[H^+]$）は決まることになる．いい換えれば，pHが決まるのである．

	酸　　H⁺　　塩
重炭酸緩衝系	$H_2CO_3 \rightleftarrows H^+ + HCO_3^-$
リン酸緩衝系	$H_2PO_4^- \rightleftarrows H^+ + HPO_4^{2-}$
蛋白緩衝系	$H蛋白 \rightleftarrows H^+ + 蛋白^-$

ある緩衝系を $[A] \rightleftarrows [H^+] + [B]$ とすると，

　　$pH = pK + \log [B]/[A]$ で表わされる．

　　pK は解離指数と呼ばれ，それぞれの緩衝系で決まった値をもっている．

　　後述の重炭酸緩衝系の pK は 6.1 である．

海は地球の緩衝系

　地球の総面積の 70％ を占める海は，1.4×10^{18} トンという気の遠くなるほど膨大な海水をもっている．太陽系の中で地球だけがもっているこの海水は，気温という環境の緩衝装置であることは，よく知られている．もう1つ大切なことは，生物の発祥地でもある海水の pH が 8.1（表層海水）と安定していることだ．いま地球上の炭酸ガスの濃度（呼吸生理学では 0 とみなしている）が，わずかずつ上昇しているといわれる．この動物の呼吸や有機物の燃焼によってつくられる炭酸ガスを処理しているものが，陸上や海の植物の光合成と海水のもっている緩衝作用なのだ．海水にはたくさんの炭酸系物質が溶けており，重炭酸イオン HCO_3^- が体液と同じように緩衝の役割を果たしているのだ．もともと体液は海にはじまるのだから，当り前のことなのだが．

56. なぜ重炭酸緩衝系が重要なのか

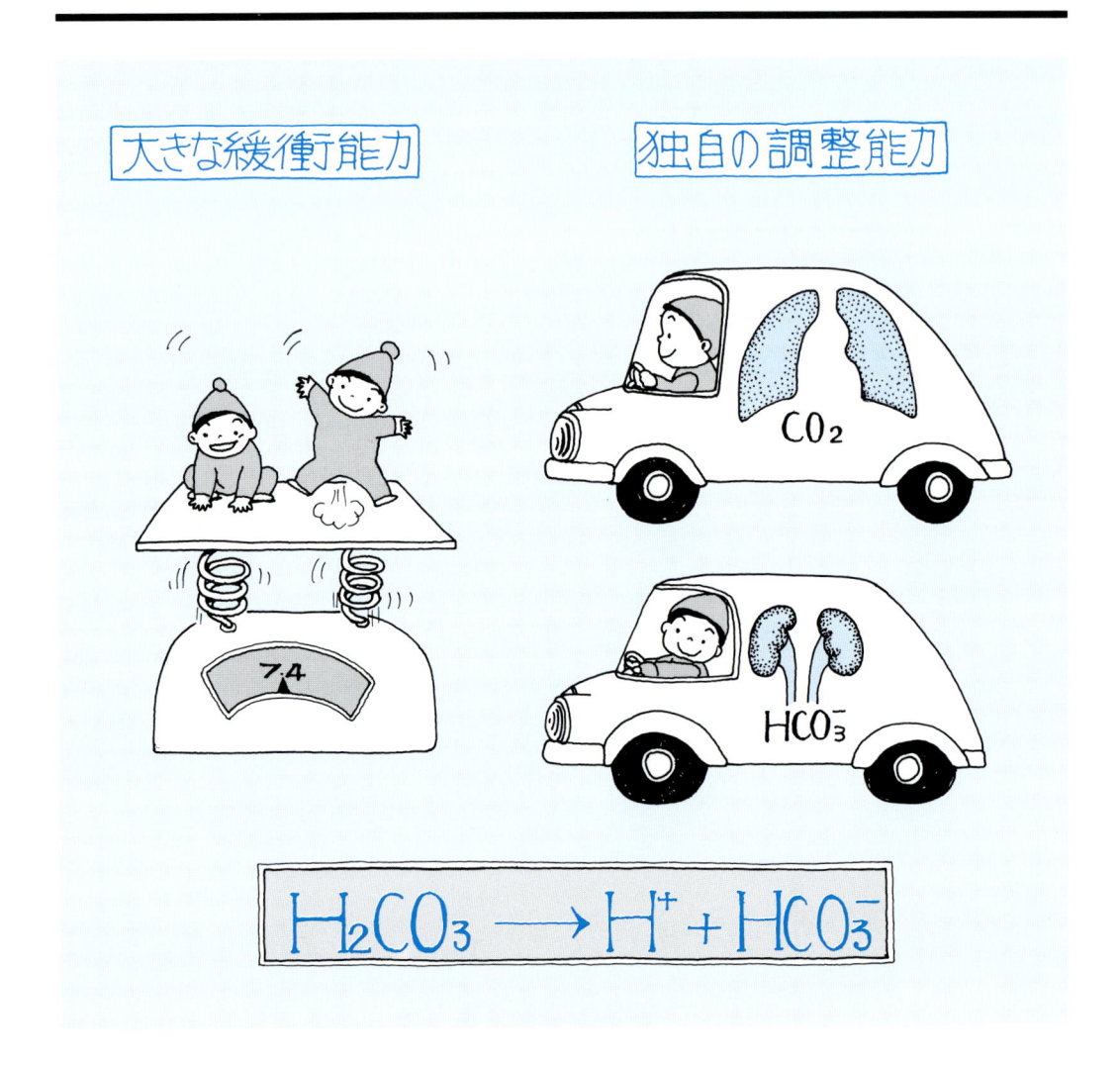

大きな緩衝能力

独自の調整能力

$$H_2CO_3 \longrightarrow H^+ + HCO_3^-$$

　たくさんの緩衝系の中でも最も重要な役割を果たしているのは，重炭酸緩衝系である．その理由の1つは，量が多く，しかも，解離指数（pK）が6.1と正常体液のpH 7.4に近いことから，緩衝能力がたいへん大きいことにある．さらに，重要なことは，重炭酸緩衝系の構成要素であるH_2CO_3は揮発性のガスCO_2となって肺から排泄され，HCO_3^-は腎臓によって調節することができることである．これは，体液の水素イオン濃度（pH）の恒常性が，限られた体液の中での緩衝作用だけでなく，さらに肺と腎臓という外界につながる二重の調節装置で守られていることを意味している．

57. pHは，[HCO_3^-]と$PaCO_2$の比率で決まる

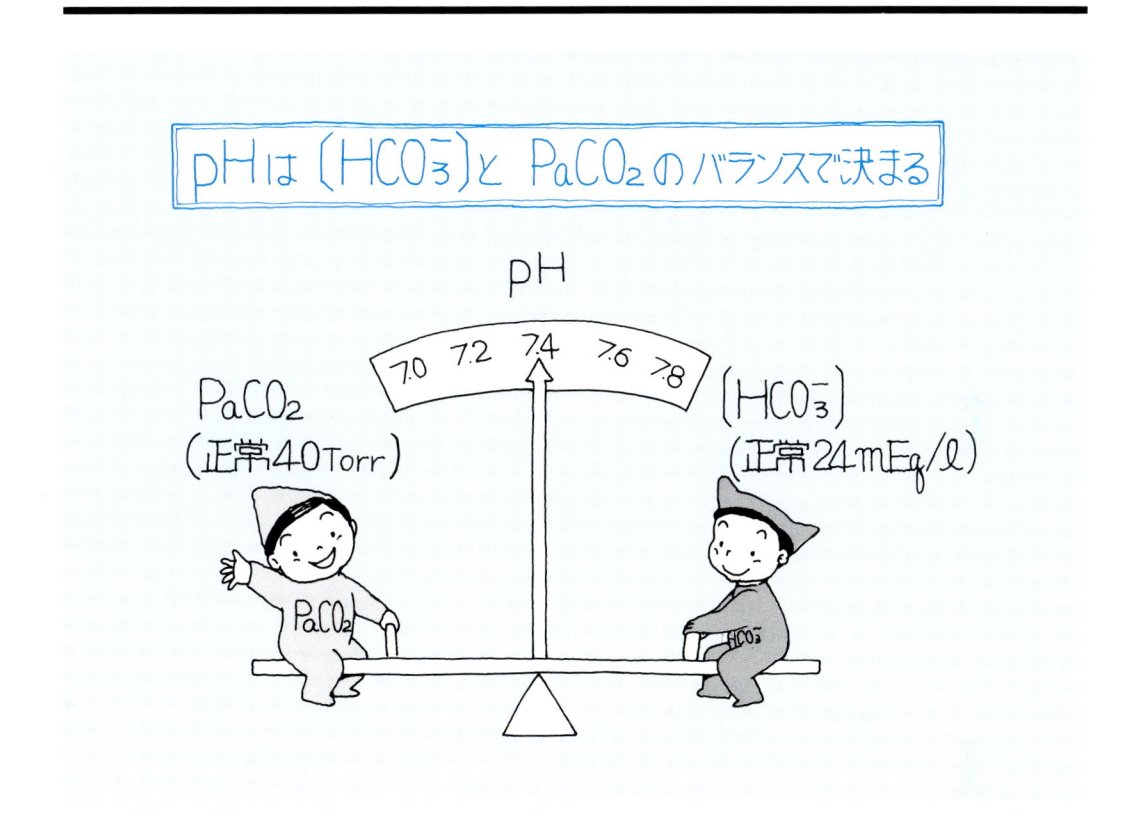

pHを，重炭酸緩衝系に当てはめて求めてみよう．これは，Henderson-Hasselbalchの式と呼ばれている．

$$pH = pK + \log \frac{[HCO_3^-]}{[H_2CO_3]} \quad \text{(重炭酸イオン濃度)} \atop \text{(溶解 CO}_2\text{濃度)}$$

ここでpK=6.1である．H_2CO_3は体液に溶解した状態のCO_2であり，CO_2分圧に比例して，溶解定数（CO_2では0.03）×PCO_2で示される．

したがって，

$$pH = 6.1 + \log \frac{[HCO_3^-]}{0.03 \times PCO_2}$$

この式からわかるように，pHは，腎臓で調節される[HCO_3^-]が増えれば大きくなり，呼吸で調節される$PaCO_2$が増えれば小さくなる．しかも，それぞれの絶対値というよりも，両者の比率（バランス）によって，pHは変化することがわかるだろう．

正常の動脈血では，[HCO_3^-]は24 mEq/l，$PaCO_2$は40 Torrであり，その比が0.6のとき，pHは7.4になる．[HCO_3^-]（単位：mEq/l）と$PaCO_2$（単位：Torr）の比が0.6より大きければ，pHは7.4より大きくなり（アルカリ血症），0.6より小さければ，pHは7.4より小さくなる（酸血症）．

例題13 $PaCO_2$と[HCO_3^-]から，pHを求めてみよう．
$PaCO_2$が75 Torr，[HCO_3^-]が35 mEq/lの場合，pHはいくらになるだろうか．

解答

$$pH = 6.1 + \log\frac{35}{0.03 \times 75}$$

$$= 6.1 + \log\frac{35}{2.25}$$

$$= 6.1 + \log 15.6$$

$$= 6.1 + 1.2$$

$$= 7.3$$

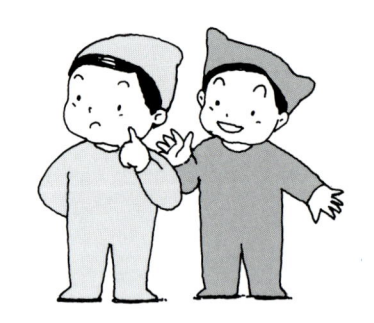

**pHが7.4より大きい（アルカリ血症，アルカレミア）か，
小さい（酸血症，アシデミア）かを簡単に知る方法**

[HCO_3^-]と$PaCO_2$の比が，0.6より大きければpHは7.4以上（アルカレミア），0.6より小さければpHは7.4以上（アシデミア）となる．例題13では，この比は35/75＝0.47と小さい．アシデミアのはずである．

58. 本丸（緩衝機構）を守る二重のお堀

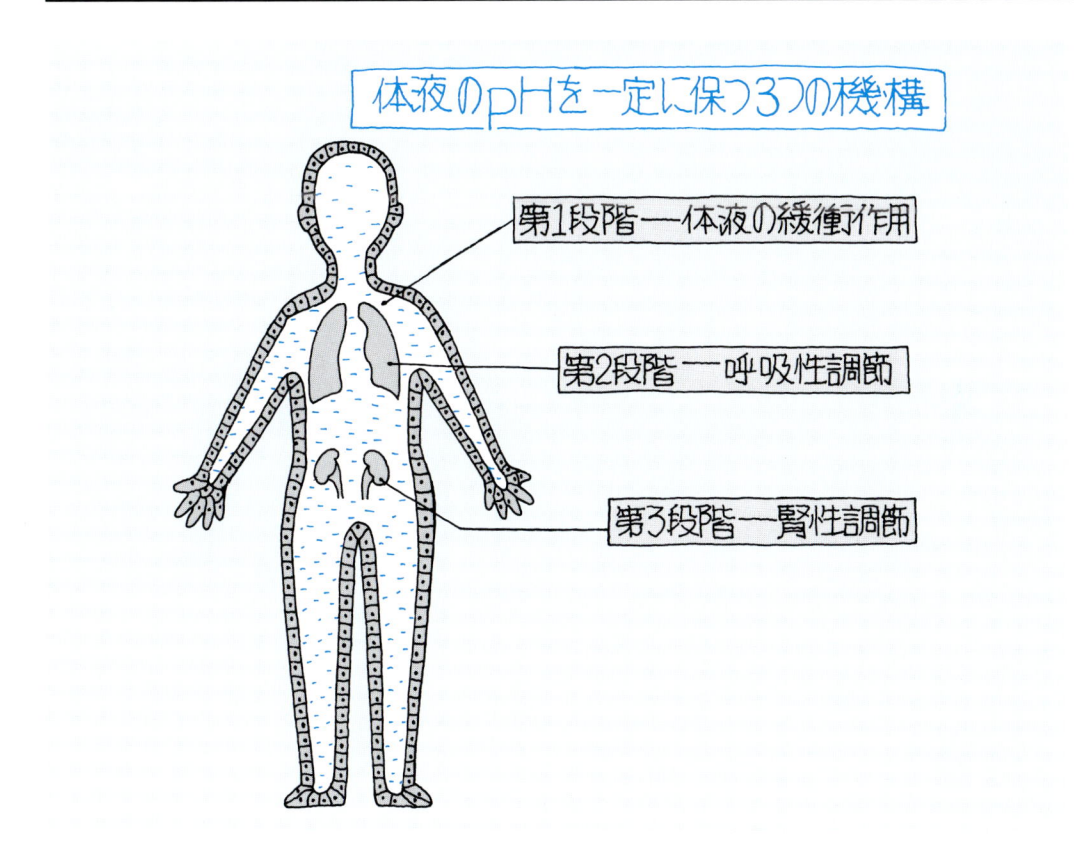

体液のpHを一定に保つ3つの機構

- 第1段階——体液の緩衝作用
- 第2段階——呼吸性調節
- 第3段階——腎性調節

　ヒトが1日につくりだす酸の量は，揮発性の酸であるH_2CO_3，すなわちCO_2として13,000,000,000 nmol，その他の不揮発性の酸として50,000,000 nmolにも及ぶ．不揮発性の酸だけをみても，1分間に30,000 nmolという量だ．この不揮発性の酸をヒトの体液の量，およそ30 l の水に入れると，pHはたちまち6.0に低下する．このように体液のpHが急激に変化しないよう，重炭酸系をはじめとする緩衝機構が働いていることを述べてきた．しかし，この緩衝機構だけでは限界がある．緩衝機構の次に働くのは，膨大な揮発性の酸（CO_2）を体外に排泄する肺における呼吸の役割だ．そして，その次に働くのは，大量の不揮発性の酸を水素イオン（H^+）の分泌とHCO_3^-の再吸収というかたちで排泄している腎臓の役割だ．原始の単細胞生物は，不用な酸を無限ともいうべき海水の中に直接捨てることができた．しかし，ヒトのような高等動物では，細胞はまず体液という限られた内部環境に対して不用な酸を捨て，さらに呼吸性調節と腎性調節の2つによって，内部環境からさらに外部に対して不用な酸を捨てているのだ．

59. 酸・塩基平衡調節に対する肺と腎の役割

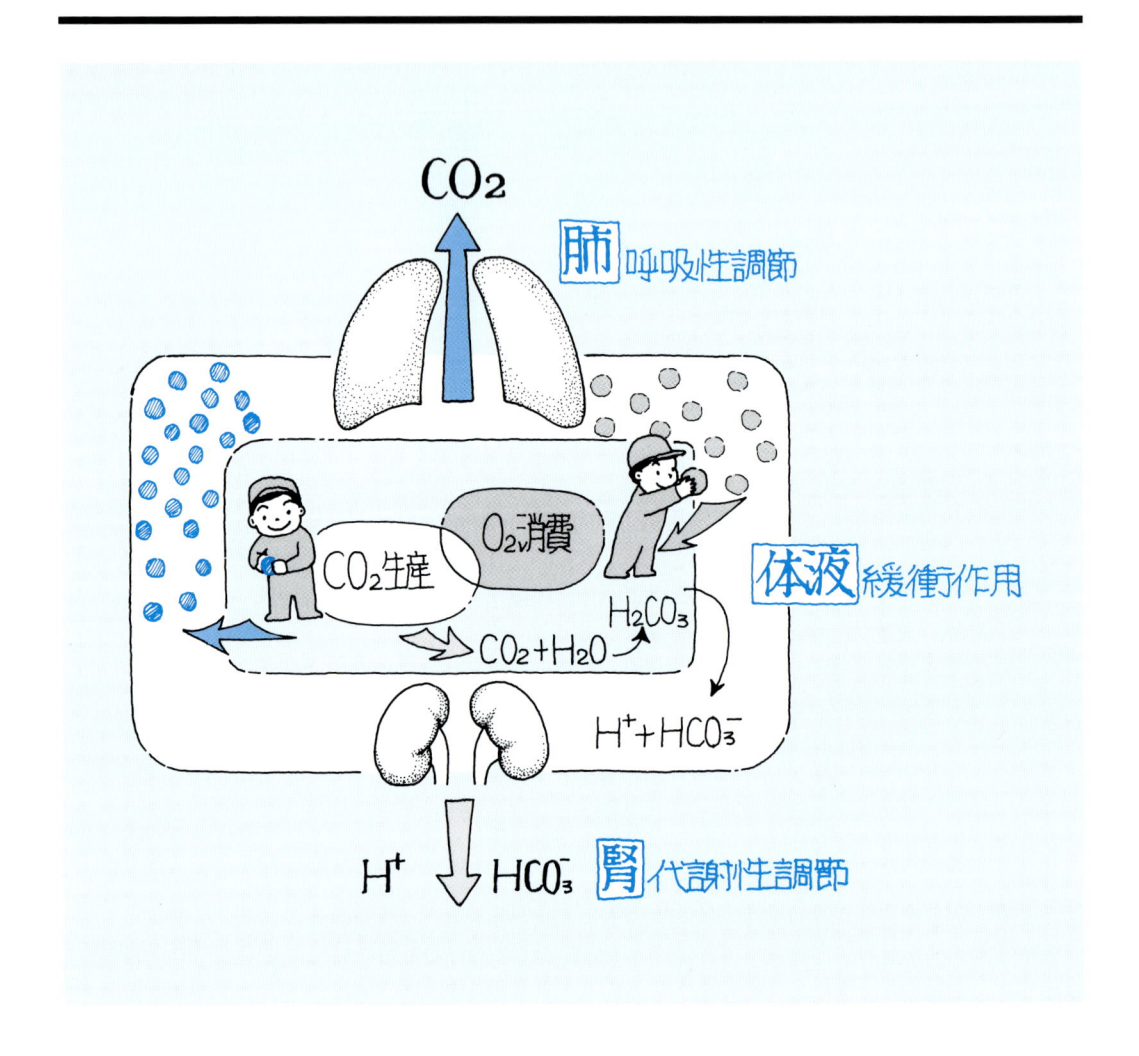

体液のpH，すなわち水素イオン濃度は前にみてきたように，肺における呼吸によって調節される炭酸ガス分圧PCO_2と，腎臓で調節される$[HCO_3^-]$のバランスで決まってくる．体液の酸・塩基平衡にとってCO_2は呼吸性因子，$[HCO_3^-]$は代謝性因子と呼ばれる．生体は，この2つの因子の値がいつも正常に保たれるように肺と腎とを働かせている．しかも，もしどちらかの機能が障害されて，片方の因子が異常な値をとるようになると，この2つのバランス，正確には$[HCO_3^-]$とPCO_2の比が0.6に近づいて，pHが7.4に近づくように，他方が調節する．体液という内部環境のpHを正常に維持するために，肺と腎の2つの機構は，互いに補いあって働いている．

60. アシドーシス，アルカローシスとはなにか

酸・塩基平衡異常	原因
pHを下げる⬇方向の酸・塩基平衡異常	PaCO₂を上げる ⬆
	[HCO₃⁻]を下げる ⬇
pHを上げる⬆方向の酸・塩基平衡異常	PaCO₂を下げる ⬇
	[HCO₃⁻]を上げる ⬆

　酸・塩基平衡の呼吸性因子である H_2CO_3（いい換えると PCO_2）と代謝性因子である $[HCO_3^-]$ が正常からはずれ，そのバランスが pH を低下させる方向へ働いているとき，アシドーシスという．逆に，そのバランスが pH を大きくする方向に働いているとき，アルカローシスという．

　アシデミア（酸血症）とアルカレミアという言葉があった．この2つの言葉は，理由は何であれ血液の pH が 7.4 より小さい（アシデミア）か，大きいか（アルカレミア）という，結果についての表現である．前に述べたように，酸・塩基平衡の2つの因子は，どちらかが異常になると，他方がそれを補うように働く（代償という）．だから，アシドーシスだからといっても，それが代償の範囲内であれば，必ずしもアシデミアにならないこともある．また，2つの因子がそれぞれ独立して，逆方向に異常になれば（アシドーシスとアルカローシスの混合性），pH としては 7.4 近傍から動かないこともあり得る．

61. 呼吸性アシドーシスと呼吸性アルカローシス

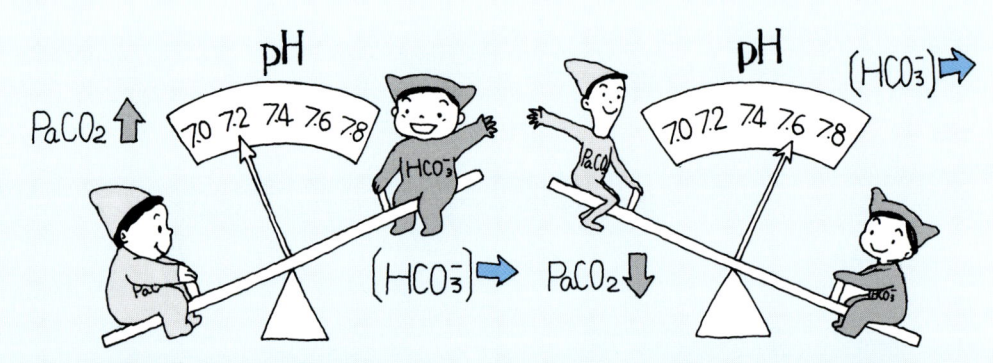

　呼吸性アシドーシスと呼吸性アルカローシスは，酸・塩基平衡の呼吸性因子である H_2CO_3（いい換えれば PCO_2）の過剰と不足によって生じる．

　肺胞換気量が低下して，$PaCO_2$ が増加することによって起こるものが呼吸性アシドーシスである．$PaCO_2$ は上昇するが，代謝性因子である $[HCO_3^-]$ の量には変化がないため，その比率は 0.6 より小さくなって，血液の pH は 7.4 より低下（酸性）してアシデミアになる．

　逆に，肺胞過換気によって $PaCO_2$ が減少することによって生じるものが呼吸性アルカローシスである．この場合は，$PaCO_2$ は低下するが，代謝性因子である $[HCO_3^-]$ の量には変化がないため，その比率は 0.6 より大きくなって，血液の pH は 7.4 より上昇（アルカリ性）してアルカレミアになる．

　このような肺胞低換気・過換気は，第 2 章の $PaCO_2$ の調節のところで詳しく述べたように，さまざまな原因によっている．

62. 呼吸性アシドーシス，呼吸性アルカローシスの腎による代償

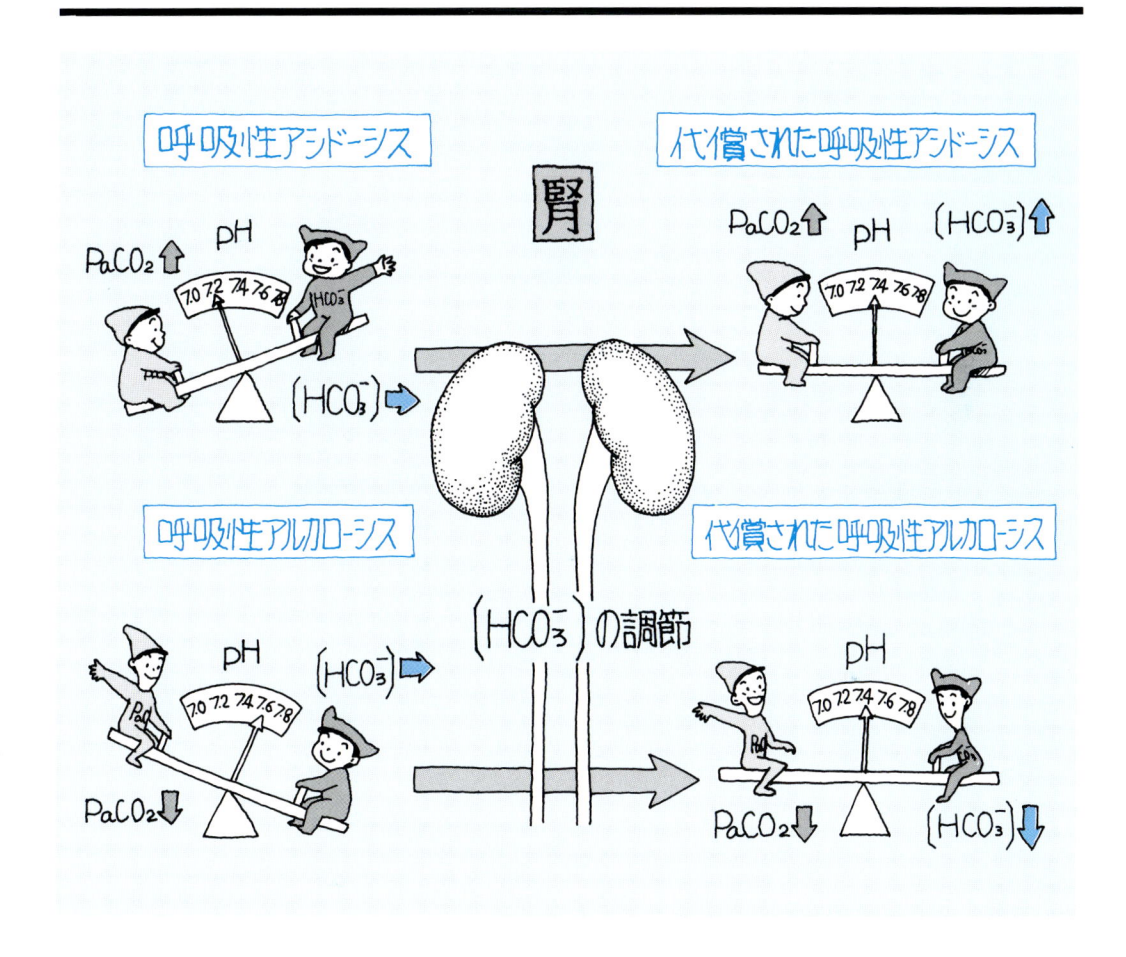

　PaCO$_2$が増加して呼吸性アシドーシスが生じると，腎臓では［HCO$_3^-$］の再吸収が促され，［HCO$_3^-$］の値を上昇させて，両者の比率をできるだけ0.6に近づけるように働く．その結果，pHは7.4の方向へひき戻される．

　反対に，PaCO$_2$が減少して呼吸性アルカローシスが生じると，腎臓での［HCO$_3^-$］の再吸収が抑制され，［HCO$_3^-$］の値を低下させて，やはりpHは7.4の方向へひき戻される．

　こうした呼吸性アシドーシスおよびアルカローシスの腎臓における代償が働くには1〜2日間の時間を要する．これを代償された（または慢性の）呼吸性アシドーシスあるいはアルカローシスと呼んでいる．

63. 呼吸性アシドーシス，呼吸性アルカローシスをもたらす疾患と病態

呼吸性アシドーシス

7.2　7.3　7.4　7.5　7.6

1 呼吸器疾患
　肺炎・結核・肺癌・気胸・肺気腫・喘息
　胸郭形成術・上気道閉塞
　原発性肺胞低換気症候群
2 神経・筋肉系疾患
　ポリオ・筋ジストロフィー・重症筋無力症
　ギランバレー症候群・脳炎・髄膜炎など
　中枢神経抑制薬（眠剤・麻酔・鎮静剤）
3 循環器疾患 ―― うっ血性心不全・肺水腫期
4 他 ―― レスピレーター調節不全

呼吸性アルカローシス

7.2　7.3　7.4　7.5　7.6

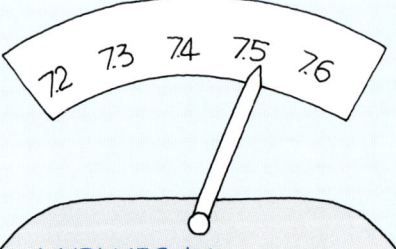

1 中枢神経系疾患
　脳炎・脳卒中・髄膜炎・脳腫瘍
2 精神的原因
　不安・ヒステリー・過呼吸症候群・疼痛
3 低酸素血症
　肺線維症・肺梗塞・高地肺水腫・
　成人呼吸窮迫症候群（ARDS）・心不全
　左右シャントのある心不全
4 薬剤
　サリチル酸中毒・アミノフィリン・カフェイン・エピネフリン
　プロゲステロン
5 他 ―― 妊娠・発熱・甲状腺機能亢進症
　肝硬変・レスピレータの過換気

　呼吸性の酸・塩基平衡障害をきたす疾患は，第2章で扱った肺胞換気量の異常をきたす疾患と同じことである．

　呼吸性アシドーシスは，肺胞低換気によって$PaCO_2$の上昇をもたらす疾患と病態で生じる．すなわち，呼吸仕事量の増加をきたす種々の呼吸器疾患や，呼吸運動を抑制する神経・筋障害，薬剤などである．

　呼吸性アルカローシスは，肺胞過換気によって$PaCO_2$の低下をもたらす疾患と病態で生じる．すなわち，中枢性の呼吸刺激状態，精神性の過呼吸，さらに低酸素血症を伴い換気量の増加をきたす種々の呼吸器疾患などである．

64. 代謝性アシドーシスと代謝性アルカローシス

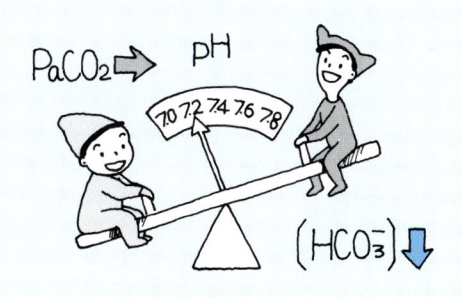

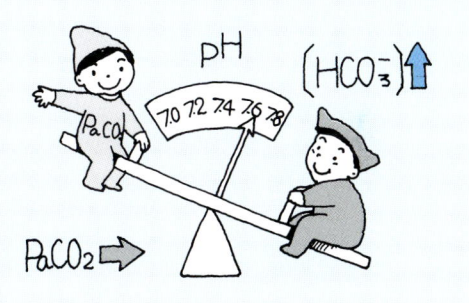

　代謝性アシドーシスと代謝性アルカローシスは，なんらかの原因によってもたらされた酸・塩基平衡の代謝性因子である[HCO_3^-]の，不足と過剰によって生じる．[HCO_3^-]の不足によるものが代謝性アシドーシス，[HCO_3^-]の過剰によるものが代謝性アルカローシスである．

　代謝性アシドーシスでは，[HCO_3^-]が減少して，$PaCO_2$との比率が0.6より小さくなるため，血液のpHは7.4より低下してアシデミアになる．

　逆に，代謝性アルカローシスでは，[HCO_3^-]が増加して，$PaCO_2$との比率が0.6より大きくなるため，血液のpHは7.4より上昇してアルカレミアになる．

　このような代謝性の酸・塩基平衡の障害は，体内の酸の異常蓄積や異常喪失をきたすさまざまな状態で発生する．

65. 代謝性アシドーシス，代謝性アルカローシスの肺による代償

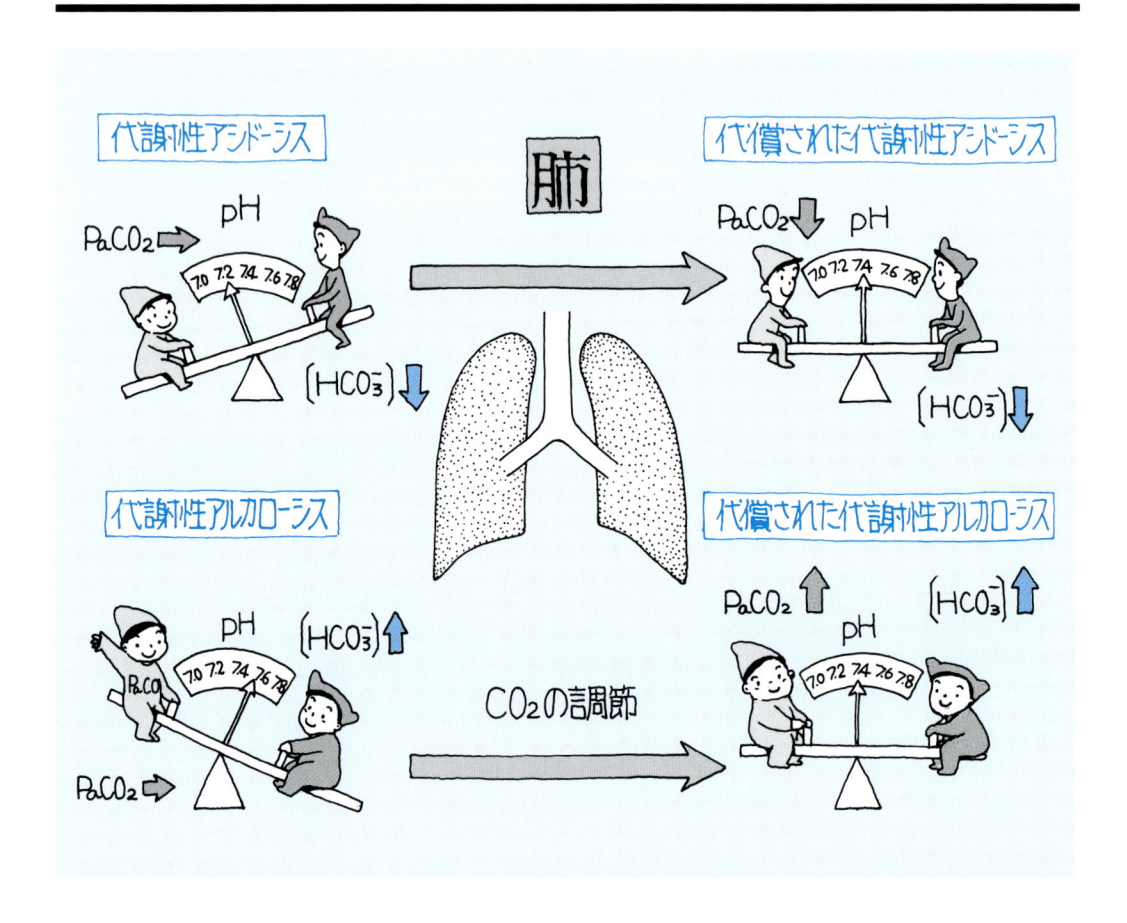

　[HCO_3^-]が減って代謝性アシドーシスが生じると，肺は換気量を増やして$PaCO_2$を低下させる．有名なのは，クスマウルの大呼吸である．その結果，[HCO_3^-]と$PaCO_2$の比率は再び0.6に近づき，pHは7.4の方向に戻される．

　[HCO_3^-]が過剰となって代謝性アルカローシスが生じると，肺は換気量を減らして$PaCO_2$を上昇させる．その結果，[HCO_3^-]と$PaCO_2$の比率は再び0.6に近づき，pHは7.4の方向に戻される．

　このような，代謝性アシドーシスおよびアルカローシスの呼吸による代償は，前に述べた呼吸性アシドーシス・アルカローシスの腎臓による代償とは違って，はるかに迅速に行なわれる．多くは数時間以内である．そのため，代謝性アシドーシス，アルカローシスはふつう常に呼吸性の代償を伴っており，急性・慢性といういい方をしないこともある．

66. 代謝性アシドーシス，代謝性アルカローシスをもたらす疾患と病態

代謝性アシドーシス

7.2　7.3　7.4　7.5　7.6

1 〔H⁺〕の蓄積
　糖尿病性ケトアシドーシス・乳酸性アシドーシス
　尿毒症アシドーシス
　薬剤中毒（サリチル酸・メタノール・
　エチレングリコール）

2 〔HCO₃⁻〕の喪失
　下痢・腸液喪失
　尿細管性アシドーシス（遠位型・近位型）
　尿管結腸瘻
　炭酸脱水酵素阻害剤（ダイアモックス）
　高カロリー輸液（Cl含有のアミノ酸輸液剤）

代謝性アルカローシス

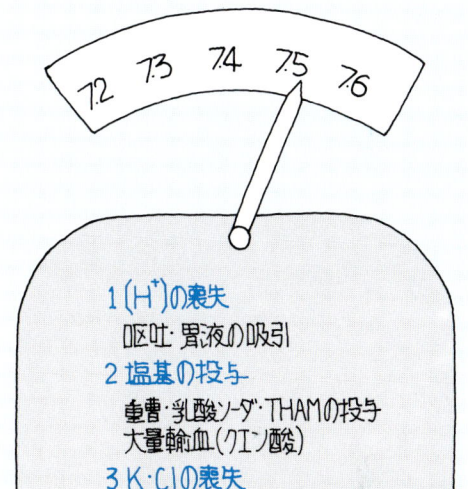

7.2　7.3　7.4　7.5　7.6

1 〔H⁺〕の喪失
　嘔吐・胃液の吸引

2 塩基の投与
　重曹・乳酸ソーダ・THAMの投与
　大量輸血（クエン酸）

3 K・Clの喪失
　利尿薬・副腎皮質ホルモンの投与
　アルドステロン症・クッシング症候群
　バーター症候群
　呼吸性アシドーシス治療後

　代謝性の酸・塩基平衡障害は，〔HCO₃⁻〕の減少と過剰で特徴づけられるが，大きくは2つの原因に分けることができる．第1は，体内の不揮発性の酸の増加や減少による水素イオン（〔H⁺〕）の変動がそもそもの始まりであり，それに連動して重炭酸緩衝系の〔HCO₃⁻〕が変動する場合である．第2は，〔HCO₃⁻〕や体内の塩基の変動がそもそもの始まりである場合である．

　代謝性アシドーシスでは，〔H⁺〕の増加によるものには糖尿病性ケトアシドーシス，乳酸

性アシドーシス，尿毒症など，不揮発性の酸の増加をきたす疾患があげられる．このタイプでは，次頁でアニオンギャップ（AG）が増加し，血清Clの値は正常範囲にあることが特徴だ．$[HCO_3^-]$の減少がそもそもの始まりであるものには，下痢など腸管からの喪失や尿細管性アシドーシスなどがある．このタイプでは，アニオンギャップは増加せず，かわりに血清Clが増える．

　代謝性アルカローシスでも考え方は同様だ．そもそもの始まりが，嘔吐や胃液の喪失のように$[H^+]$の減少にあるものと，重曹の投与のように塩基の過剰投与によるものがある．また，K，Clの喪失は$[HCO_3^-]$を増加させる．これは，アルドステロン症のように電解質異常をきたす疾患だけでなく，利尿剤の投与など薬物によっても起こすことがある．

代謝性アシドーシスであるかどうかを示すベース・エクセス（BE）

　酸・塩基平衡の成績にしばしば，ベース・エクセス Base Excess（BE）という指標がでてくる．これは，直訳すると「過剰塩基」ということだが，緩衝塩基の偏差値を示しており，アシドーシスが代謝性か，呼吸性かを見分ける指標である．BEがマイナスの値を示せば代謝性アシドーシスが加わっている（代謝性因子の指標には，このBEがよいか，すでに述べた$[HCO_3^-]$がよいか長い間議論があったが，本書では$[HCO_3^-]$を採用してきた．臨床的には，特殊な場合を除いて，$BE=[HCO_3^-]-24\,mEq/l$としてほとんど差がない）．

67. 代謝性アシドーシスの原因とアニオン・ギャップ

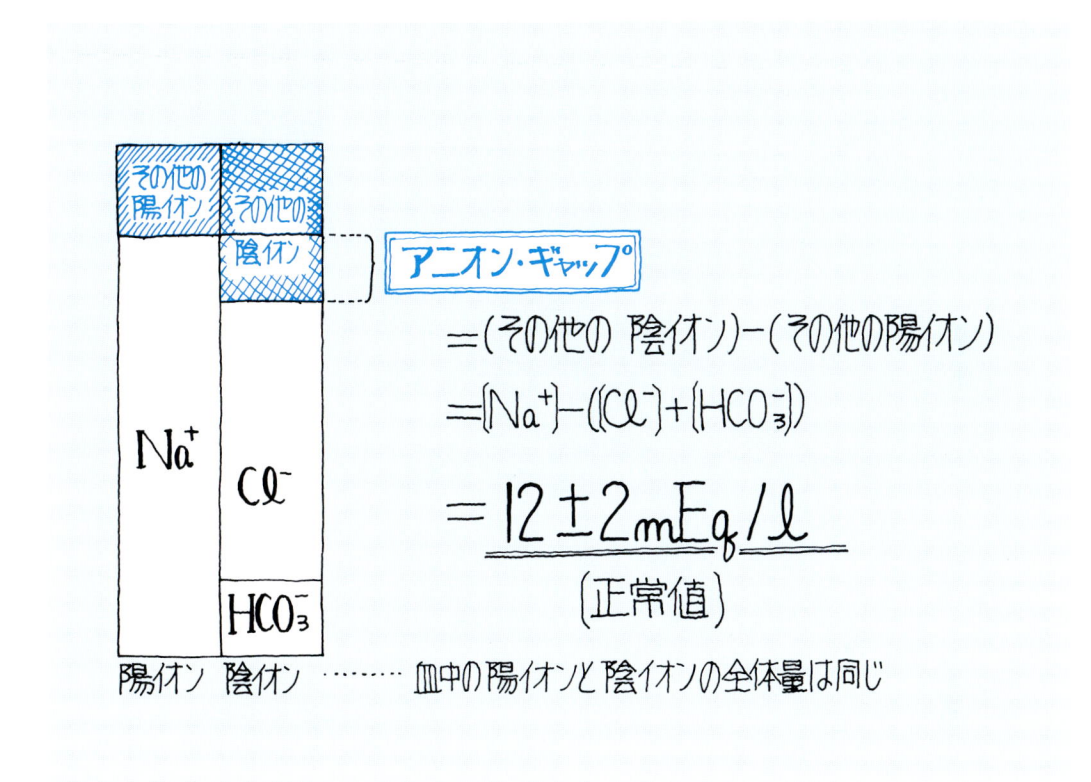

アニオン・ギャップ
= (その他の陰イオン) − (その他の陽イオン)
= [Na^+] − ([Cl^-] + [HCO_3^-])
= 12 ± 2 mEq/l
（正常値）

……血中の陽イオンと陰イオンの全体量は同じ

代謝性アシドーシスの原因を知るためアニオン・ギャップ（AG）

体液の陽イオンの総和と陰イオンの総和は等しくなっている．陽イオンのほとんどは [Na^+] であり，陰イオンの大部分は [Cl^-] と [HCO_3^-] だ．[Na^+] と [Cl^-] + [HCO_3^-] の差をアニオン・ギャップ（AG）と呼んでおり，正常では 12 mEq/l である．"アニオン" とは陰イオンのことだ．代謝性アシドーシスで AG の値が増加していれば，不揮発性の酸が増えている証拠である．AG の増えていない代謝性アシドーシスは [HCO_3^-] が減っており，かわって Cl^- が増加している．AG の値は，代謝性アシドーシスの原因を分析するのに役立つ．

68. 混合性の酸・塩基平衡障害
——pHが正常なら酸・塩基平衡に異常はないのか

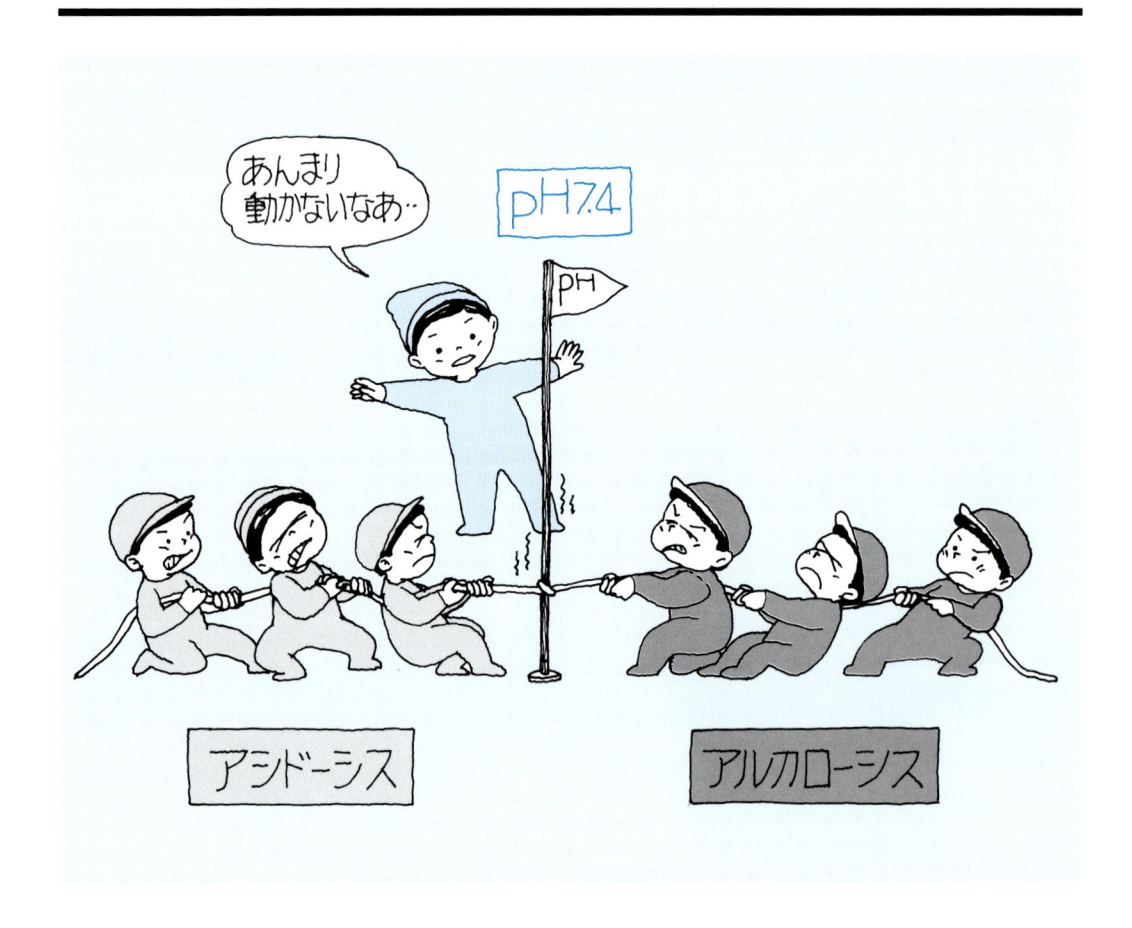

　pHが正常なら，酸・塩基平衡に異常はないといってよいのだろうか．呼吸性と代謝性のどちらかの因子に異常があっても，それがわずかで他方の代償の範囲内であれば，pHはほとんど正常範囲内にとどまることは前に述べた．もし，呼吸性アシドーシスと代謝性アルカローシスが別々に同時に存在していたらどうだろう．この場合も，pHは正常範囲内にあることが起こり得る．もちろん反対に，呼吸性アシドーシスと代謝性アシドーシスの両方が同時に起こって，pHが極端に低くなることもあり得るが．

　このように，酸・塩基平衡の2つの因子の異常が独立して同時に発生している場合を混合性の酸・塩基障害と呼んでいる．

69. 血液ガスからどのように酸・塩基平衡の状態を読み取るか——ダイアグラムを使った読み取り

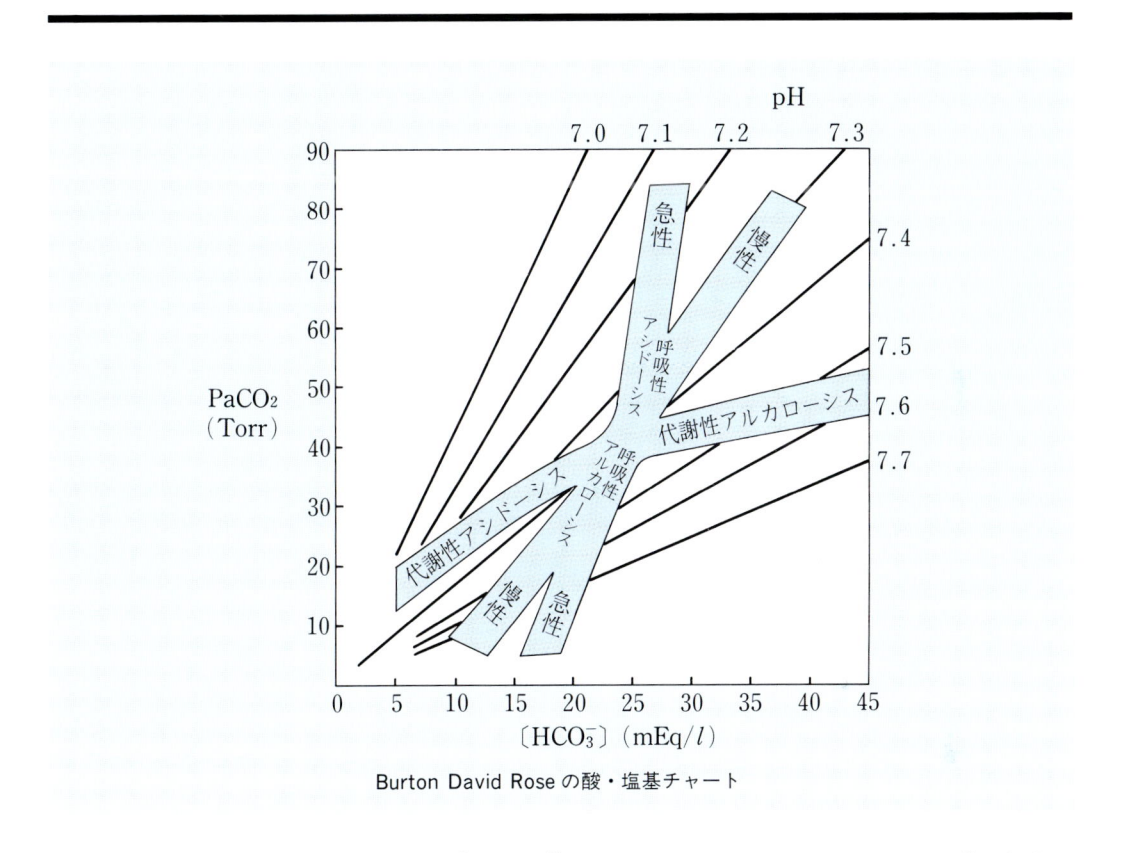

Burton David Rose の酸・塩基チャート

酸・塩基平衡の指標であるpHと[HCO_3^-]，$PaCO_2$は，これら3つのうちいずれか2つがわかれば，残りの1つはわかる（Henderson-Hasselbalch の式，103頁参照）．

上の図は，酸・塩基平衡の障害を診断する目的でつくられた最もよく使われるダイアグラム（図）である．このような目的のダイアグラムは，縦軸と横軸に3つの指標の内のどの2つを選ぶかによっていくつかの種類があるが，いずれを使ってもよい．

pHと[HCO_3^-]，$PaCO_2$のうち，適当な2つをこのダイアグラムにあてはめれば，その血液が酸・塩基平衡のどのようなタイプの障害にあるかがわかる．図の陰影をつけたバンドの部分は significant band といって，それぞれの障害タイプの領域を示す．

この significant band をはずれたところに位置する場合は，はさんでいるバンドの混合性の障害とみなされる．実際の臨床では，呼吸器だけでなく，腎や代謝の障害が合併していたり，さらに利尿剤などの薬物の影響もあって，このような混合性障害がしばしばみられる．

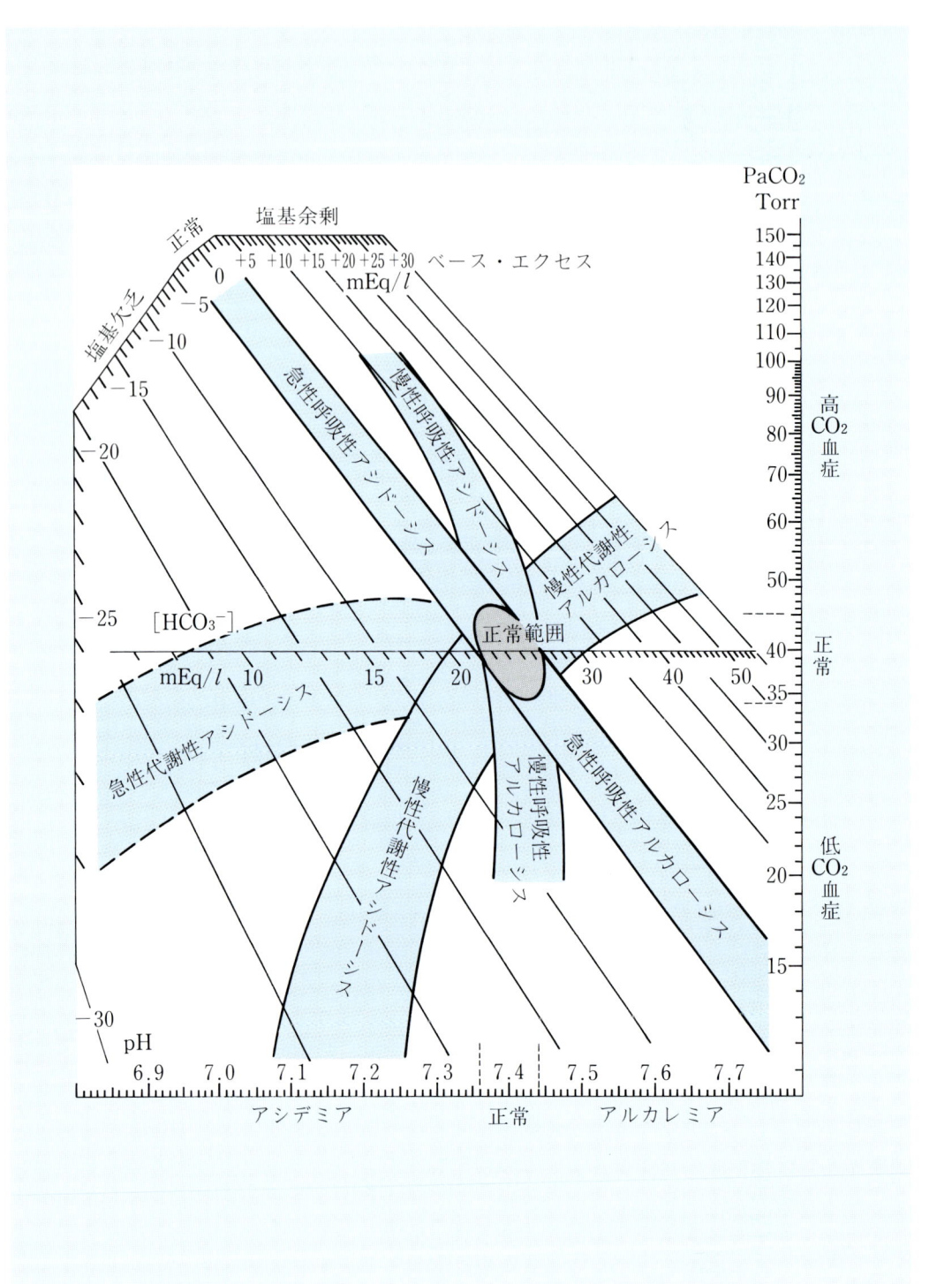

Siggaard-Andersenの酸・塩基チャート（名称等一部改変）

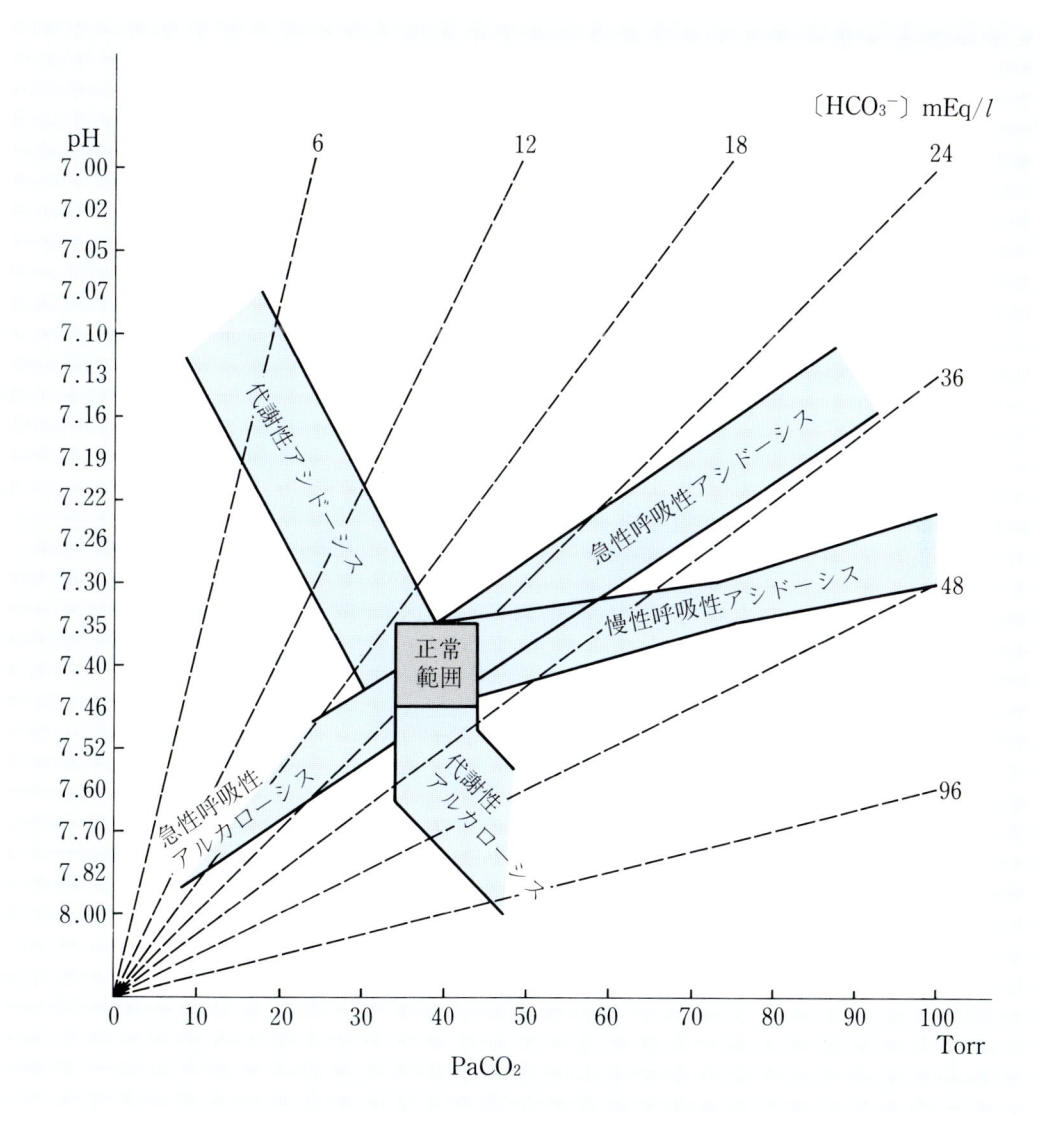

Masoro & Siegel の酸・塩基チャート

　118頁は，Siggaard-Andersen のダイアグラム，119頁は Masoro & Siegel のダイアグラムである．これらも，臨床でよく使われる．ダイアグラムのちがいは，pH，$PaCO_2$，$[HCO_3^-]$ の3つのうち，どの2つを横軸，縦軸に使うかのちがいである．どれを使っても結果は同じだ．

70. ダイアグラムがないときの大まかな目安

ダイアグラムが手元にないときには,酸・塩基平衡障害の診断はどうしたらよいだろうか.与えられた数値だけから,酸・塩基平衡障害のタイプを診断することに習熟しよう.そのために知っておくべきポイントは次のような点である.

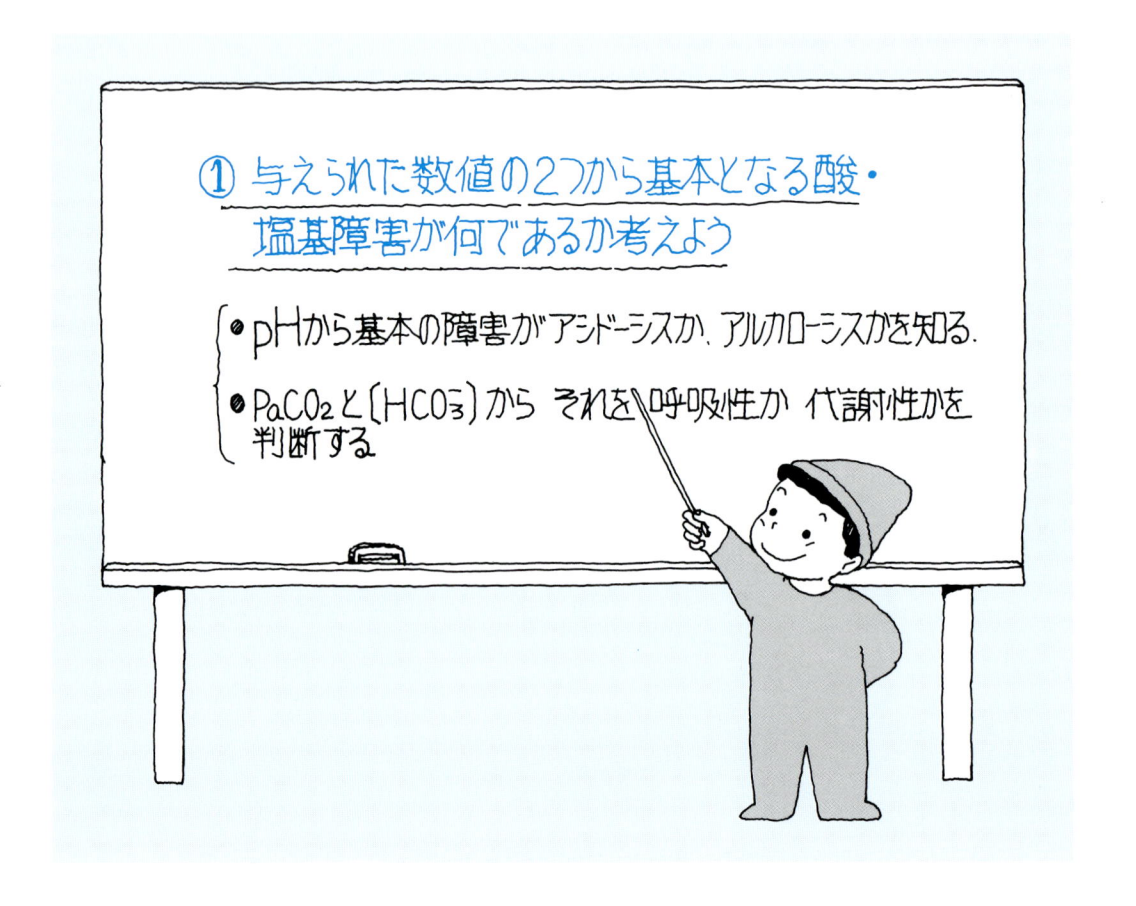

① 与えられた数値の2つから基本となる酸・塩基障害が何であるか考えよう

- pHから基本の障害がアシドーシスか,アルカローシスかを知る.
- $PaCO_2$と$[HCO_3^-]$から それを呼吸性か 代謝性かを判断する

頭にいれておくべきこと

① pHは7.4, $PaCO_2$は40 Torr, $[HCO_3^-]$は24 mEq/l が正常である.
② pH, $PaCO_2$, $[HCO_3^-]$の3つのうち2つがわかっていれば,Henderson-Hasselbalchの式から,残りの1つはわかる.
③ 混合性の酸・塩基平衡障害がない限り,pHが7.4より低ければ一次的に生じた異常はアシドーシス,高ければアルカローシスである.代償だけではpHが7.4を越えて反対側に行き過ぎることはないからだ.

② 混合性障害の鑑別

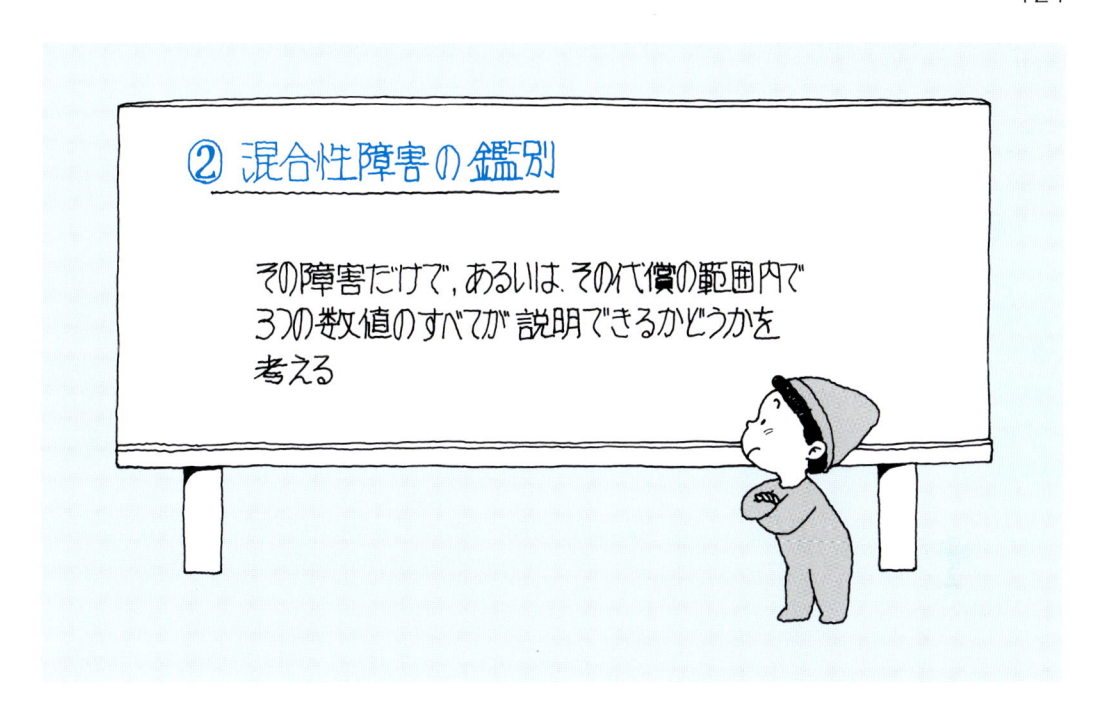

その障害だけで，あるいは，その代償の範囲内で3つの数値のすべてが説明できるかどうかを考える

頭にいれておくべきこと

① 呼吸性アシドーシス（急性）では，$PaCO_2$ が 10 Torr 上昇するごとに，$[HCO_3^-]$ は 1 mEq/l 増加する．代償された呼吸性アシドーシス（慢性）では，3.5〜5 mEq/l 増加する．$[HCO_3^-]$ の値がこの2つから予測される値の間にないときには，代謝性の障害との混合性異常である．

② 呼吸性アルカローシス（急性）では，$PaCO_2$ が 10 Torr 低下するごとに，$[HCO_3^-]$ は 2 mEq/l 減少する．代償された呼吸性アルカローシス（慢性）では，5 mEq/l 減少するが，17 mEq/l 以下にはならない．

③ 代謝性アシドーシスでは，換気が促進され $PaCO_2$ が低下するが，それは $PaCO_2 = 1.5 \times [HCO_3^-] + 8$ で表わされる．この値より大きく外れるときは，混合性障害である．

④ 代謝性アルカローシスでは，$[HCO_3^-]$ が 10 mEq/l 増えるごとに，$PaCO_2$ は 2〜9 Torr 上昇するが，代謝性アルカローシスの代償のみでは，$PaCO_2$ が 55 Torr をこえることはない．代償の範囲は比較的限られており，$PaCO_2$ が異常に高いときは呼吸性アシドーシスとの混合性障害である．

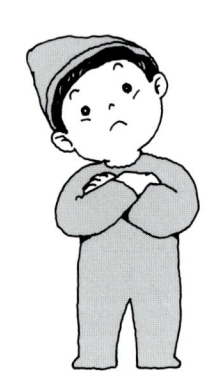

例題14 pH 7.36, $PaCO_2$ 25 Torr, $[HCO_3^-]$ 12 mEq/l の酸・塩基平衡をどう読むか.

解 答

ダイアグラムに頼らないで考えてみよう.

pHは7.4より低い. おそらく一次的な（あるいは主な）障害はアシドーシスであろう. $PaCO_2$は低いのだから呼吸性アシドーシスであるはずはない. $[HCO_3^-]$が低く, これは代謝性アシドーシスである. はたして混合障害があるだろうか. 代謝性アシドーシスで予測される$PaCO_2$は前頁の式より, 1.5×12+8=26. この結果からほとんど混合障害はないといえる. 答えは, 呼吸性に代償された状態の代謝性アシドーシスである.

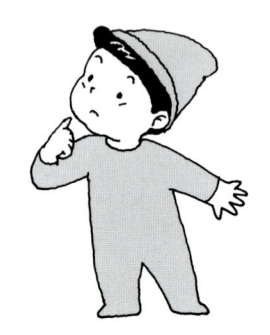

例題15 pH 7.17, $PaCO_2$ 55 Torr, $[HCO_3^-]$ 17 mEq/l をどう読むか.

解 答

pHからいって, まずアシドーシスがあるに違いない. それは, $PaCO_2$が高いことから呼吸性アシドーシスであろう. しかし, $[HCO_3^-]$は低く, 代償の方向とは反対である. 別個に代謝性アシドーシスが存在する. 答えは, 呼吸性アシドーシスと代謝性アシドーシスの混合性障害である.

例題16 pH 7.62, PaCO₂ 30 Torr, [HCO₃⁻] 32 mEq/l の値をどう読むか.

解　答

　pH は高く，アルカローシスが基本的に存在する．しかし，PaCO₂ も，[HCO₃⁻] も，どちらもアルカローシスを起こす方向に向いている．答えは，呼吸性アルカローシスと代謝性アルカローシスの混合障害である．

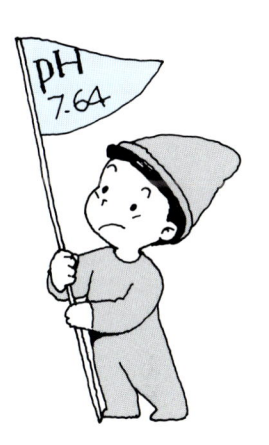

例題17 pH 7.41, PaCO₂ 49 Torr, [HCO₃⁻] 30 mEq/l をどう読むか.

解　答

　pH はほぼ正常である．しかし，PaCO₂ も [HCO₃⁻] も高い．これを，代償された（慢性の）呼吸性アシドーシスと理解するか，代償された代謝性アルカローシスと理解するか，それとも呼吸性アシドーシスと代謝性アルカローシスの混合性障害と理解するかが問題となる．

　pH は，わずかであるが 7.4 より高く，定石にしたがって，アルカローシスが一次的と考えてみよう．代謝性アルカローシスでは，[HCO₃⁻] が 10 mEq/l 増すごとに PaCO₂ は 2～9 Torr 増える．そうすると，[HCO₃⁻] が 30 mEq/l のときに，PaCO₂ 49 Torr はやや高すぎる．代謝性アルカローシスと呼吸性アシドーシスの混合性障害と考えた方がよさそうである．念のため，慢性の呼吸性アシドーシスだけでも説明できないことを確認しておこう．代償された呼吸性アシドーシスでは，PaCO₂ が 10 Torr 上昇するごとに [HCO₃⁻] は 3.5～5 mEq/l 増加する．やはり，PaCO₂ 49 Torr に対して，[HCO₃⁻] 30 mEq/l はやや多すぎる．答えは，代謝性アルカローシスと呼吸性アシドーシスの混合性障害である．これは，ダイアグラムからも読み取れる．

　pH がほぼ正常の時は，いつも PaCO₂ と [HCO₃⁻] の両方がつり合って変化する混合障害を念頭にいれる必要がある．

71. 酸・塩基平衡異常の治療――注意点

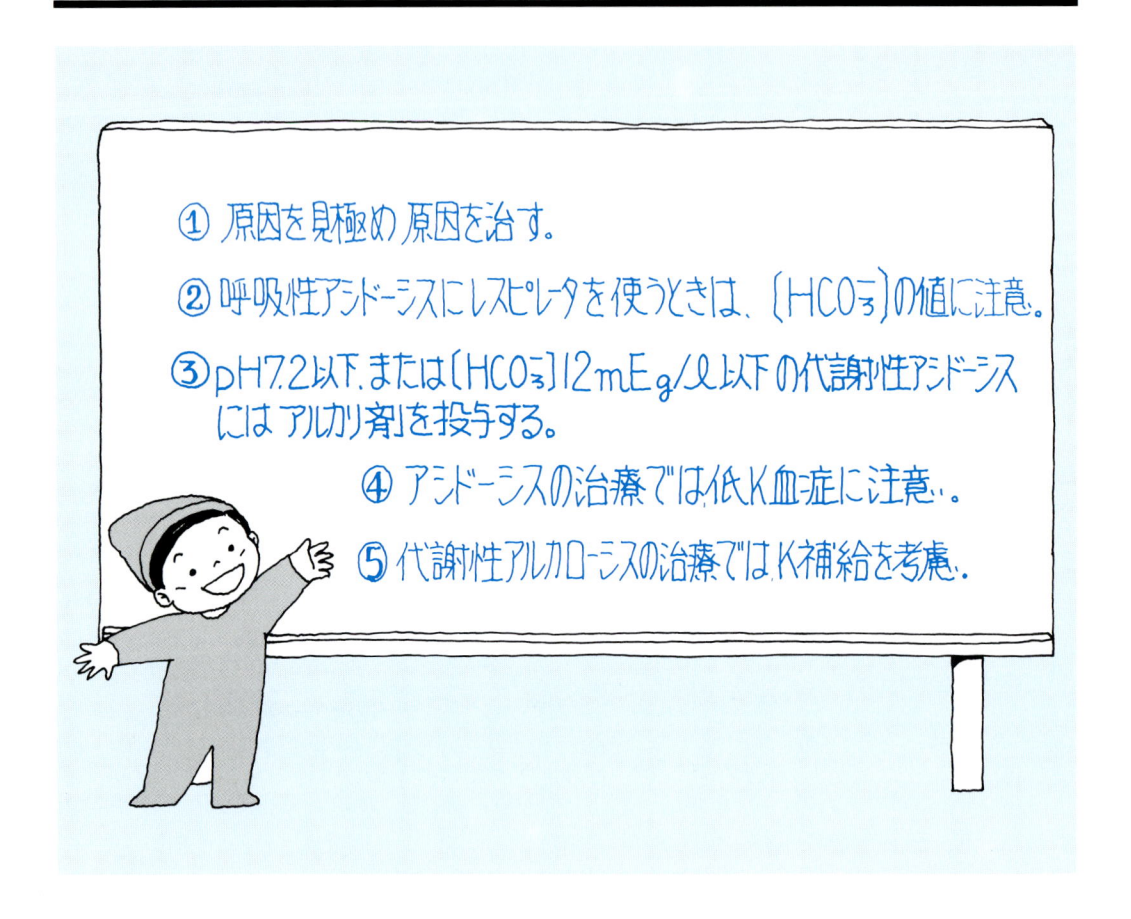

① 原因を見極め原因を治す．
② 呼吸性アシドーシスにレスピレータを使うときは，[HCO₃⁻]の値に注意．
③ pH 7.2 以下，または[HCO₃⁻] 12 mEq/ℓ 以下の代謝性アシドーシスにはアルカリ剤を投与する．
④ アシドーシスの治療では低K血症に注意．
⑤ 代謝性アルカローシスの治療ではK補給を考慮．

1．原因を見極め，原因を治す

　酸・塩基平衡の異常は，必ずそれぞれ原因がある．pH だけをみて，それだけを治そうとしてはいけない．逆に，pH が正常でも，酸・塩基平衡異常があり得ることは前に述べた．まず，どのようなタイプの酸・塩基平衡異常かを診断し，次にその原因を知るように努めよう．その原因を治すことが基本である．間違っても肺胞低換気によって生じた呼吸性アシドーシスに，アルカリ剤を投与するようなことがあってはならない．

2．呼吸性アシドーシスにレスピレータを使うときは，[HCO₃⁻]の値に注意する

　呼吸性アシドーシスで高い $PaCO_2$ を是正するためにレスピレータを使うときには，[HCO₃⁻]の値に気を付けよう．とくに慢性の呼吸不全の急性増悪では，[HCO₃⁻]はしばしば高い．このようなとき，急激な換気補助によって一挙に $PaCO_2$ を低下させると，高度なアルカレミアを生じる．呼吸性因子の是正に比べて，腎臓の代償はすぐに働かない．

pHの変化による細胞内外の電解質のうごき

pHが低下すると…

pHが上昇すると…

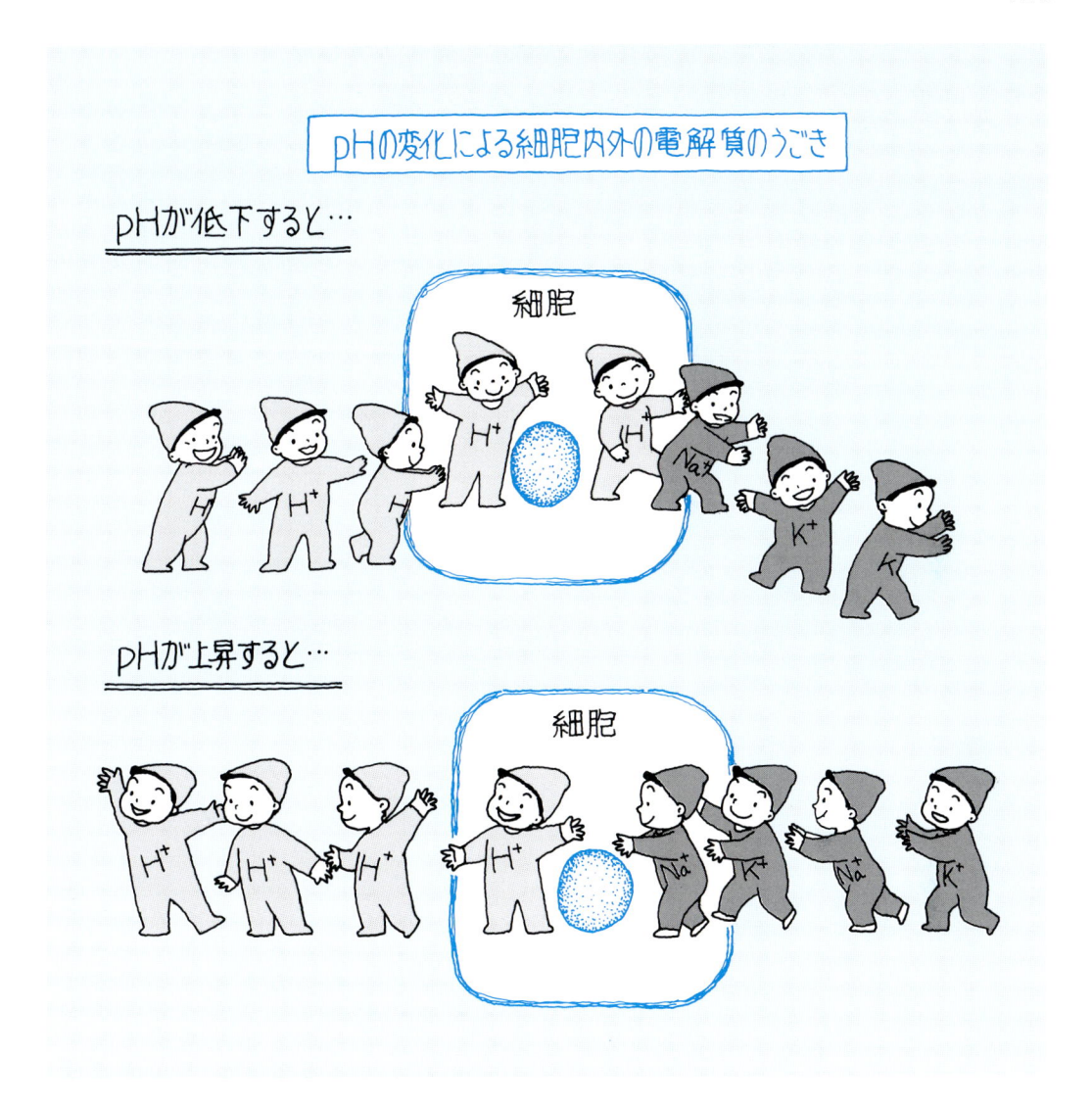

3. pH 7.15以下または［HCO_3^-］10 mEq/*l* 以下の代謝性アシドーシスには，アルカリ剤を投与する

　［HCO_3^-］の不足を補う意味から，重曹が最も使いやすい．

　補うべき HCO_3^-（単位 mEq）＝（24－現在の［HCO_3^-］）×体重 kg×0.2
　　　　　　　　　　　　　　　＝－Base Excess×体重 kg×0.2

で計算される．しかし，一度に投与してはならない．まず半量を投与し，pHをみながら追加する．重曹（$NaHCO_3$）の補給は一過性にCO_2を増加させる．したがって換気が確保された状態で投与しなければならない．

4．アシドーシスの治療では，低K血症に注意

アシドーシスでは，細胞外液の H^+ は細胞内に入って行き，入れかわりに細胞内から K^+，Na^+ が細胞外に出て行く．治療によってアシドーシスが補正されpHが上昇すると，細胞外の K^+，Na^+ は細胞内に入って行く．そのため，低K血症が生じることがある．Kの補正に気を配らなければならない．

5．代謝性アルカローシスの治療には，K補給が必要な場合が多い

大部分の代謝性アルカローシスは，Clの補給を目的とした生理食塩水で改善するが，K欠乏やアルドステロン症のようにCl抵抗性のものがある．この場合には，Kを補給しなければならない．

例題18　心臓停止後蘇生に投与するべきアルカリ剤（メイロン）の量
——体重50Kgの人が心停止を起こし蘇生に成功した．7％メイロンを何ml投与すべきか．

解　答

7％重曹液（メイロン，ジュウーソニンなど）では，　20 ml = 17 mEq
8.4％メイロンでは　　　　　　　　　　　　　　　　20 ml = 20 mEq
で計算する．

正確には血液ガスの測定値から行なうべきである．通常1回の心停止によって生じる代謝性アシドーシス（[HCO_3^-]の減少，BEの減少）は -10 mEq/l といわれている．

すなわち補うべき $HCO_3^- = 10 \times 0.2 \times 50 = 100$ mEq/l であり，7％メイロンならば約117 ml を必要とする．

（実際には，体重あたり1 mEqを静注し，経過をみつつ10分ごとに繰り返すとよい．）

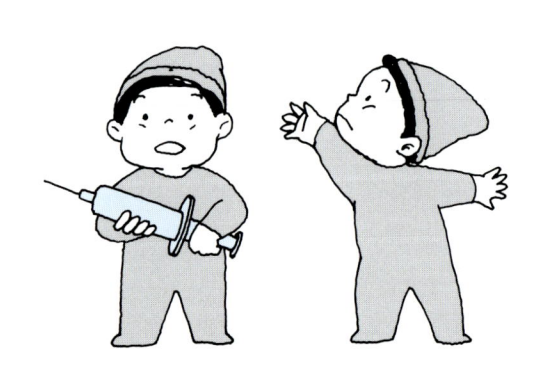

索　引

A

$AaDO_2$　54, 67
　――をもたらす要因　55
alveolar equation　52
ARDS　55
アニオンギャップ　114, 115
アルカレミア　104, 107, 111
アルカリ　97
アルカリ血症　94, 104
アルカリ剤の投与　125
アルカローシス　107
アシデミア　104, 107, 111
アシドーシス　107
安静時　2

B

Base Excess　12, 114
BE　12, 114
bird respirator　41
バロトラウマ　39
ベンチマスク　81, 82
ベンチュリの原理　82
ベース・エクセス　12, 114
鼻腔カニューラ　81
分圧　12
分時換気量　6
病的なシャントの原因　61

C

C　78
ĉ　62
CO_2ナルコーシス　86

CPAP　86
チアノーゼ　74
窒素の濃度分画　13
調節呼吸　38

D

D_L　58
D_{LCO}　58
ディマンド・バルブ　83
ディスポーザブルの血液ガス専用の注射器　17
電解質　92
電極法　12
動脈血液ガス　11
動脈血のガス分圧　15
動脈血の酸素分圧　54
動脈血採血　16
動脈血酸素分圧　63

E

エジンバラマスク　81
エネルギー　2
液相　15
塩基　97
塩酸ドキサプラム　43

F

F_BN_2　13
F_BO_2　13
F_I　14
Fick法　60
fractional content　13
フェイスマスク　81
ふいご　4

G

ガス分圧　13
ガス交換　5
　　——に影響する要因　29
　　——の条件　8
　　——の指標　19
　　——機能の障害部位の診断　11

H

Hb　77
Henderson-Hasselbalchの式　103
ヘモグロビン　71
　　——量　77
　　——酸素解離曲線　72
肺胞　5
　　——上皮　5
　　——過換気　34
　　——換気　8, 24
　　——換気量　9, 10, 30
　　——式　52
　　——低換気　35
肺胞気　47
　　——酸素分圧　52, 63
　　——・動脈血酸素分圧較差　54
肺胞レベルのガス交換　29
　　——障害　55, 67
　　——要因　46
肺拡散能力　58
肺の役割　10
肺性心　84
平衡状態　15
必要酸素濃度の求め方　79
補助呼吸　38
飽和水蒸気　14

I

インスピロン　81
1回の肺胞換気量　26
1回換気量　6, 26
1分間換気量　6
陰圧　39

J

2,3-ジホスホグリセリン　51
自発換気　39
人工換気　38
腎性調節　105
持続陽圧呼吸　86
静脈性短絡　59
従圧式のレスピレータ　41
従量式のレスピレータ　41
重曹　125
重炭酸イオン濃度　103
重炭酸緩衝系　101

K

コンプライアンスの低下　36
クスマウルの大呼吸　112
解剖学的シャント　59
解離曲線の3・6・9の法則　73
解離指数　102
拡散　9, 58
　　——能力　9
　　——障害　55
過換気状態　66
過呼吸症候群　34
過剰塩基　12
換気　4, 22
換気血流比　9, 56
　　——の不均等　47
　　——の不均等分布　55
環境の要因　46
緩衝系　98
血液ガス測定器　12
血漿　93
気道　7
　　——内圧　41
　　——抵抗の増大　36
気管内挿管　25
気胸　39
気相　15
呼気終末陽圧呼吸　86
呼吸中枢　32
呼吸筋疲労　36, 37

呼吸性アルカローシス 108
　　——の原因 110
呼吸性アシドーシス 108
　　——の原因 110
呼吸性調節 105, 106
呼吸性因子 106
呼吸促進薬 43
　　——副作用 43
呼吸仕事量 6, 37
呼吸商 3
混合気体 13
混合性の酸・塩基障害 116
混合性障害の鑑別 121
恒常状態 18
高流量マスク 81
高炭酸ガス血症 37
共役塩基 97
吸入気 47
　　——酸素分圧 48, 52, 63

M

Masoroの酸・塩基チャート 119
メイロン 126
慢性呼吸不全 84
　　——急性増悪 42
慢性の低酸素血症 84
無気肺 55
無呼吸発作 33

N

ネブロ 81
内部環境 92
濃度分画 13

O

O_2瀑布 47
オンディーヌの呪い症候群 33

P

$PaCO_2$ 12, 30
　　——の上昇 35
　　——の低下 34

P_AO_2 52
PaO_2 12, 65
　　——を上昇させるもの 64
　　——を低下させるもの 64
P_B 14
PEEP 86
pH 93, 95
　　——メータ 12
Pickwickian症候群 33
P_IO_2 48
pK 101

Q

$\dot{Q}_S/\dot{Q}_T$ 62

R

ラドフォードのグラフ 40
レスピレータ 38
　　——のダイアル設定 40
リン酸緩衝系 101
リザーバー付マスク 83

S

S 75
Siggaard-Andersenの酸・塩基チャート 118
significant band 117
sleep apnea syndrome 33
SO_2 72
シャント 47, 59
　　——効果 56
　　——率 60
細胞外液 93
最大酸素摂取機能 87
酸 97
酸・塩基平衡 11
　　——異常の治療 124
　　——の呼吸性因子 108
　　——の指標 19
　　——の障害を診断するダイアグラム 117
酸血症 94, 104
酸素分圧 12
酸素中毒 86
酸素含量 77

酸素飽和度　72
酸素解離曲線のシフト　75
酸素吸入下の歩行練習　87
酸素の濃度分画　13
酸素濃度　10
酸素消費量　2
酸素投与　66
　——の副作用　86
成人呼吸窮迫症候群　55
死腔　23
　——換気量　26
　——効果　56
　——量　26
深呼吸　31
心拍出量　77
室内気　65
　——PaO_2　65
組織間液　93
水蒸気　14
睡眠時無呼吸症候群　33
水素イオンの濃度　95
　——の恒常性　102

T

体液　93
　——の緩衝作用　99
　——の恒常性　93
大気圧　13
大気の酸素分圧　47
大気の酸素濃度　49
代謝性アルカローシス　111
　——の原因　114
　——の呼吸による代償　112
代謝性アシドーシス　111
　——の原因　113,115
　——の呼吸による代償　112
代謝性調節　106

代謝性因子　106
代償　107
　——された呼吸性アルカローシス　109
　——された呼吸性アシドーシス　109
単位時間の肺胞換気量　26
単位時間の換気量　26
蛋白緩衝系　101
炭酸ガス　2
　——分圧　12
　——の蓄積　31
　——産生量　2,30
多細胞生物　92
低K血症　126
低流量持続酸素療法　84
低流量マスク　81
低酸素血症　37,66

V

$\bar{v}$　62
$\dot{V}_A$　24,30
$\dot{V}_A/\dot{Q}_C$　56
$\dot{V}_{CO_2}$　30
V_D　24
$\dot{V}_D$　24
$\dot{V}_E$　24
V_T　24

Y

陽圧　39
　——呼吸の影響　39
溶解CO_2濃度　103

Z

在宅酸素療法　84,88

検印省略

血液ガステキスト

定価（本体 3,000円＋税）

1990年3月29日　第1版　第1刷発行
2003年5月31日　第2版　第1刷発行
2022年8月26日　同　　第9刷発行

著　者　工藤　翔二・村田　朗
　　　　（くどう しょうじ　むらた あきら）
発行者　浅井　麻紀
発行所　株式会社 文光堂
　　　　〒113-0033　東京都文京区本郷7-2-7
　　　　TEL（03）3813-5478（営業）
　　　　　　（03）3813-5411（編集）

© 工藤翔二, 2003　　　　　　　　印刷・製本：広研印刷

ISBN978-4-8306-1415-6　　　　　　　　　Printed in Japan

- 本書の複製権，翻訳権・翻案権，上映権，譲渡権，公衆送信権（送信可能化権を含む），二次的著作物の利用に関する原著作者の権利は，株式会社文光堂が保有します．
- 本書を無断で複製する行為（コピー，スキャン，デジタルデータ化など）は，私的使用のための複製など著作権法上の限られた例外を除き禁じられています．大学，病院，企業などにおいて，業務上使用する目的で上記の行為を行うことは，使用範囲が内部に限られるものであっても私的使用には該当せず，違法です．また私的使用に該当する場合であっても，代行業者等の第三者に依頼して上記の行為を行うことは違法となります．
- JCOPY〈出版者著作権管理機構 委託出版物〉
  本書を複製される場合は，そのつど事前に出版者著作権管理機構（電話 03-5244-5088, FAX 03-5244-5089, e-mail : info@jcopy.or.jp）の許諾を得てください．